吴阶平医学基金会培训

U0694582

Manual of Endourology
Transuretural Surgery & Therapy

泌尿外科内镜与微创技术图解
经尿道外科篇

主编 张弋

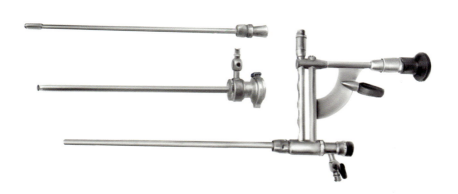

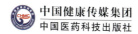

中国健康传媒集团
中国医药科技出版社

内 容 提 要

本书是《泌尿外科内镜与微创技术图解》系列之一，集中关注经尿道外科技术的临床应用，涵盖多种手术和微创治疗，涉及器械设备、应用解剖、适用范围、术前准备、不同技术的操作要点以及术后处理和并发症等诸多方面。本书内容适用于泌尿外科专科医生或从事泌尿专科治疗的外科医生，也可为致力于微创外科教育培训的人士或有兴趣的读者提供借鉴。

图书在版编目（CIP）数据

泌尿外科内镜与微创技术图解. 经尿道外科篇 / 张弋主编. — 北京：中国医药科技出版社，2024.6

　ISBN 978-7-5214-4648-7

　Ⅰ.①泌… Ⅱ.①张… Ⅲ.①泌尿系统外科手术—图解 Ⅳ.① R69-64

中国国家版本馆 CIP 数据核字（2024）第 100565 号

美术编辑　陈君杞

版式设计　也　在

出版　**中国健康传媒集团** | 中国医药科技出版社

地址　北京市海淀区文慧园北路甲 22 号

邮编　100082

电话　发行：010-62227427　邮购：010-62236938

网址　www.cmstp.com

规格　710 × 1000 mm $^1/_{16}$

印张　8

字数　126 千字

版次　2024 年 6 月第 1 版

印次　2024 年 6 月第 1 次印刷

印刷　北京侨友印刷有限公司

经销　全国各地新华书店

书号　ISBN 978-7-5214-4648-7

定价　**79.00 元**

获取新书信息、投稿、为图书纠错，请扫码联系我们。

具匠心的技术宛若"纤纤作细步"的美女以"精妙世无双"的姿态彻底改变了临床诊疗风貌。

张弋教授是富于培训经验的临床一线专家,以推广泌尿微创技术为目的,培养临床应用型医生为宗旨,规范技术操作为主线。《泌尿外科内镜与微创技术图解》丛书涵盖主要的经尿道技术的器械设备、镜下操作、并发症和多种拓展应用内容,以文为"索",以图为"引",用国际流行的专业形式医学绘画,表现经验丰富临床医生的操作细节、手法和相互配合等内容,图文并茂、层次清晰,颇具实际操作指导意义,在泌尿外科著作编写中的创新之举得到公认。《膀胱镜篇》《输尿管镜篇》和《经皮肾镜篇》陆续出版,其生动鲜活、直观透彻的精髓展示和培训教育,使众多临床医生获益匪浅;《经尿道外科篇》更进一步为泌尿内镜诊疗技术献上另一块重要拼图,同时展现了泌尿外科事业的风采。

中国古典名著《红楼梦·第五回》贾宝玉神游太虚境所见高悬对联:"世事洞明皆学问,人情练达即文章",我将其演绎为"世事洞见皆学问,图文练达即精华",以此表达我作为专注于泌尿外科教学、科研及医疗六十余年的泌尿外科医生,邂逅独具匠心的系列佳作的惊艳之感,为之做序倍感欣慰。更期待以此系列书籍为载体,将泌尿外科内镜技能培训渗透到基层医生,在医改大势下,助力更多医生踏上泌尿外科微创技术的发展之路。

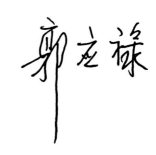

中国工程院院士
2024 年 3 月于北京

序
preface

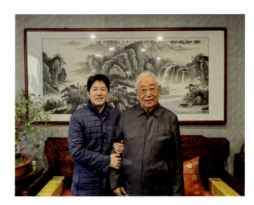

郭应禄院士与张弋教授合影

自 1835 年内镜之父 Antoine Jean Desormeaux 使用煤油灯作为光源，通过镜子折射观察膀胱的情况，拉开了内镜发展的帷幕。作为外科学一个主要分支，更是得益于各种内镜、器械和技术，泌尿外科医生得以"洞见"整个泌尿系统，日臻精进地开展检查、诊断和治疗。北京大学国际医院泌尿外科张弋教授出版的《泌尿外科内镜与微创技术图解》丛书，旨在让每位泌尿外科医生掌握重要的内镜和微创技能。《膀胱镜篇》《输尿管镜篇》和《经皮肾镜篇》的相继面世，让我看到中国新一代泌尿外科专家的执念和工匠精神，为此我欣然分别题写"艺术与医学结合，易于传播推广，利于健康""做好创双一流建设大事，造福人民健康"和"用好现代科学技术，助推泌尿外科快速发展"以资鼓励。本次他再接再厉，又完成了《经尿道外科篇》。

经尿道直视下前列腺切取发端于 1926 年，催生出的经尿道前列腺切除术，既是经尿道外科技术的起点，也是泌尿道外科技术整体启动的标志。经过多年发展，各种经尿道外科技术已成为下尿路及远端男性生殖道的重要治疗手段，还为上尿路疾病诊疗提供有力辅助。纷繁演变的各种内镜和别

本书编委会

主　　编　张　弋

编　　者（以姓氏笔画为序）

　　　　　乔庐东（首都医科大学附属北京同仁医院）

　　　　　肖春雷（北京大学第三医院）

　　　　　张　弋（北京大学国际医院）

　　　　　赵文锋（北京大学国际医院）

创意绘画　赵嘉维

封面绘画　赵　彤

前　言

在 20 世纪 90 年代，经尿道前列腺切除术（TURP）还被认为是一种难以琢磨和掌握的内镜技术。随着手术监视器的逐渐配置，电切环的每次切割变得一目了然；器械设备的日益完善，大幅降低了并发症；模拟训练的出现，使技能掌握愈发容易，曾经的"高难"技术得以推广。当下，经尿道外科技术已进入了发展的快车道，各种内镜和操作尽数融入，诊疗范围也从尿道、膀胱延伸到输尿管末端和男性远端生殖道。

回望自己进入临床的三十余载，耳闻目染、身体力行，有幸成为进阶创新的受益者。为推进普及，我利用先发优势，积极投身外科微创技术的规范与技能培训。2004 年起相继与中华医学会泌尿外科学分会、北京大学吴阶平泌尿外科医学中心、首都医科大学宣武医院等密切协作，构建出泌尿外科腔镜技能模拟培训体系，得到业界和国家卫生健康委员会的认可和推荐，自身也从技术娴熟的专科医生转变为临床技能的培训人才。

基于多年经验，我们发现在专科训练过程中，适当的教材不可或缺，而传统教材以文字叙述为主，难以理解，不能很好地适应国家医改新形势下所要求的人才培养和技能培训的需要。这也促使我们产生编制一部简明易懂、深入浅出的泌尿外科内镜与微创技术培训教材的思路。经过深思熟虑和缜密组织，确定了《泌尿外科内镜与微创技术图解》丛书的编写方向，在过去的三年内相继出版了《膀胱镜篇》《输尿管镜篇》和《经皮肾镜篇》，重点突出地融合了医学绘画，为严肃的医学教育带来一股清流，令培训资料旧貌换新颜。因重点突出、严谨清晰、艺术呈现等特点，丛书顺应了国际专业书刊的发行趋势，以专业唯美的医学插图形成突出专业价值的亮点。

我国医学正处在高质量发展、与国际接轨的重要阶段，除了先进设备和高效诊疗，还应有"软性"的人性化内涵，医学绘画正是医学人文、医学教育得以落地的最佳载体之一。丛书的编写避开繁琐的理论文字，以专业绘画为引领主线，以看图学技为传递方式，达到了其他出版形式难以企及的效果。同时，这种化繁为简、化难为易、化抽象为具体的叙事风格赢得各方赞誉，为国内临床培训教材的创新树立了一个"里程碑"。在前期基础上，编者再接再厉，续写另一重要部分——《经尿道外科篇》。编写本册的临床专家仍秉承专业、直观的主旨，与国内外专业画师携手，潜心总结，提炼结晶，殚精竭虑，不负众望，共同创作百余幅原创作品，为读者再次带来专业与艺术的融合。

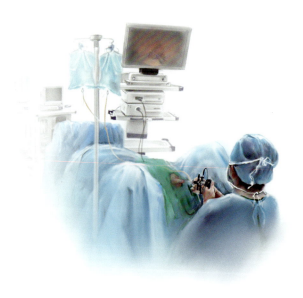

书籍的成功面世离不开前辈、老师、同道和同事的培养和支持，他们是北京大学泌尿外科研究所郭应禄等；北京大学吴阶平泌尿外科医学中心那彦群、李宁忱等；首都医科大学宣武医院贾建国、李大蓉、孙玉成、王健、李进等；北京大学国际医院林燕丽、于澄钒等，在此一并表示衷心的感谢。

科技不断进步，技术演化迭代。本书难免存在不足或疏漏之处，需要您的时时斧正和谆谆建议，扫码沟通、留言互动。

关注编者，随时互动

张弋

2024 年 3 月

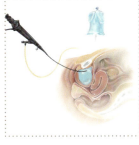

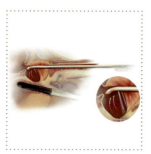

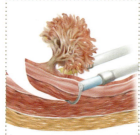

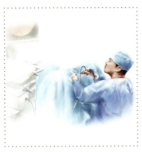

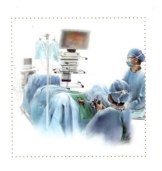

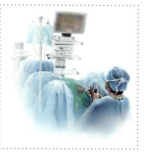

目　录

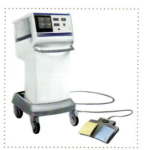

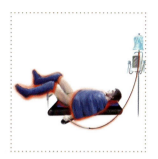

经尿道外科技术总结　

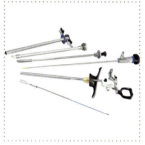

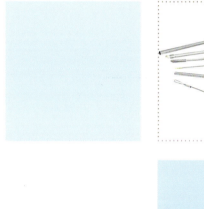

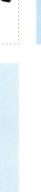

经尿道外科技术是通过自然腔道——尿道达到或辅助达到诊疗目标的外科微创技术。自 1926 年 Stern 首次利用钨丝电极成功实施了内镜下的前列腺组织直视切取，不仅催生了经尿道前列腺切除术（transurethral resection of prostate，TURP），也被视为经尿道外科技术乃至泌尿腔道外科技术的整体启动。此后，以 TURP 为代表的一系列经尿道外科技术不断发展，其安全性及可靠性得到充分验证，成为临床广泛应用的诊疗手段。

基于科技进步，经尿道外科技术不断推陈出新，对既定的治疗"金标准"构成挑战。除良性前列腺增生和膀胱肿瘤外，目前，经尿道途径已可对输尿管末端、膀胱、尿道及远端男性生殖道的多种病变进行处置和干预，并能作为部分上尿路疾病诊疗的辅助手段，成为泌尿外科微创诊疗的重要环节之一。

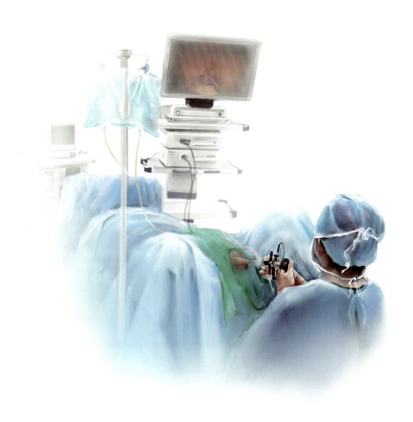

第一章
经尿道外科技术的器材和设备

经尿道外科技术作为泌尿外科的专项技能之一，几乎涉及所有已经临床应用的泌尿内镜和器械设备。因患者和治疗目标的不同，还派生出特殊定制的专用器材。

第一节　内镜

任何能够通过尿道的内镜（endoscopes）在经尿道外科技术中均有应用，包括电切镜、膀胱镜、输尿管镜、经皮肾镜等。在原有基础上进行改造或针对性设计的内镜也在得到应用，不断扩充经尿道操作的范围和形式。

一、电切镜

电切镜（resectoscope）是最具代表性的经尿道内镜，是以电能进行组织切割和创面止血的核心器械，通过操控电极的往复运动得以实现。电切技术本身经历了多种改良，其中最重要的当属单极向双极的变迁。近年来各种激光的应用逐步推广，对标准电切镜也进行了改造，在不影响使用习惯的基础上，达到与激光技术的融合，如汽化和（或）剜除。

1. 常规电切镜（regular）

由若干部件组合，包括光学视管、镜鞘和闭孔器、操作把手和电极（图1-1）。

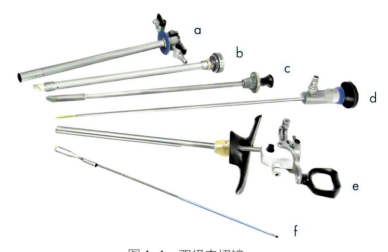

图 1-1　双极电切镜

a. 外鞘；b. 内鞘；c. 闭孔器；d. 光学视管；e. 操作把手；f. 电切环

（1）光学视管（telescope）：即硬性膀胱镜的柱状透镜式光学视管，同品牌可通用，有 0°、12°、30° 三种型号，用于尿道和膀胱内的观察和操作。

（2）镜鞘和闭孔器（sheath & obturator）：镜鞘金属制，分外鞘和内鞘。外鞘 24 ～ 28Fr，附带的进水和出水阀同时打开，冲洗液流向前方，再通过前端多个筛孔回流，形成连续冲洗，也称盥洗鞘（outer/ irrigation sheath）。内鞘 22 ～ 24Fr，头端为绝缘陶瓷环，切割时与电切环贴合，有效离断组织，也称切割鞘（inner/ cutting sheath），如配置接头，内鞘也可灌注。使用时，内外鞘与闭孔器组合一体直接插入尿道，手法与硬性膀胱镜盲进法相同。

（3）操作把手（working element/ hand piece）：也称手架，手握式，是操控电极伸缩的装置；电极尾端通过导引槽插入手架的插孔固定，即可随把手的收紧和释放前后移动。握紧把手时电极伸出、释放时自动弹回者，称为被动式，主动式则相反。单极和双极电切镜需通过电极线连接主机，手柄连线方式和布局二者间有所区别。

2. 改良的电切镜（modified）

也称激光电切镜（laser resectoscope）或激光镜，即对常规电切镜进行局部改造，与激光适配。其光学视管、内外镜鞘等与常规电切镜一致，操作把手电极插孔处改为直通型沟槽或通道，允许光纤穿过，随把手动作同步移动（图 1-2）。

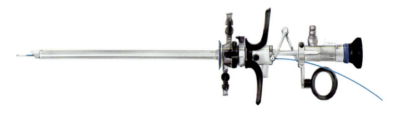

图 1-2　激光电切镜

二、尿道膀胱镜

尿道膀胱镜（urethro-cystoscope）是泌尿外科最常用的检查性内镜，也可经尿道辅助治疗，包括针对性的局部改造。

1. 常规膀胱镜

常规膀胱镜包括硬性镜和软性镜两类，用于下尿路病变的确认和评估，以及简单的干预性操作，如经尿道注射（图 1-3）。

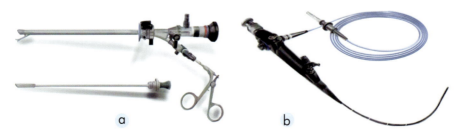

图 1-3　常规膀胱镜
a. 硬性膀胱镜；b. 软性膀胱镜

2. 特制镜（specially designed）

在硬性镜基础上改造，用于尿道、前列腺等病变。其中激光膀胱镜（laser cystoscope）镜桥后部通道向侧方偏开，便于插入光纤，配以抓持器可更有效地调整光纤的插入深度和方向，尤其是侧射型激光；还可选配具有光纤独立通道的镜桥。镜鞘有鸭嘴型和直通型，也可适配电切镜鞘，便于术中随时与常规电切镜切换（图 1-4）。另外，此内镜也适用于内镜下注射。

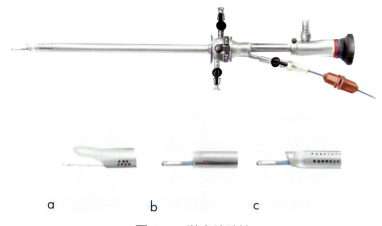

a   b   c

图 1-4 激光膀胱镜
a. 鸭嘴外鞘；b. 直通外鞘；c. 电切镜鞘

3. 尿道内切开镜（internal urethrotomy set）

外观类似常规电切镜，电极变为刀片；组件包括 18 ～ 21Fr 镜鞘，工作把手，0°、12°光学视管，内切开用的冷刀刀片组（图 1-5）。此内镜设计专用于尿道狭窄的腔内治疗，因激光的广泛使用，其应用明显减少。

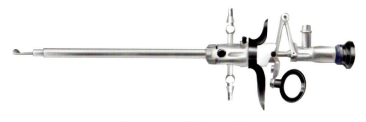

图 1-5 尿道内切开镜

三、输尿管镜

经尿道手术中所应用的输尿管镜（ureteroscope）主要为各型半硬镜，短镜更优，其轻巧细小的特点可在尿道、远端男性生殖道内操作（图 1-6）。规格有 8～9.8Fr、6～7.5Fr、4.5～6Fr 等，其中最细者也称为精囊镜（seminal vesiculoscope）。

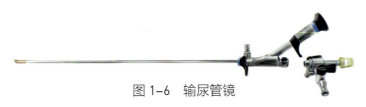

图 1-6 输尿管镜

注意：工作通道随镜体管径变小而变化，需关注器材通过性。

四、硬性肾镜

硬性肾镜（rigid nephoscope）部件包括镜鞘（22～24Fr）、闭孔器和肾镜（20～22Fr）。工作通道宽大，能通过各种器材，执行活检、碎石取石、取异物或组织粉碎等操作（图 1-7）。

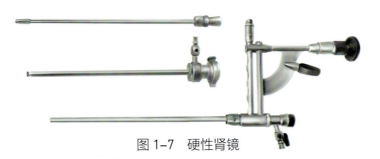

图 1-7 硬性肾镜

五、其他

经尿道操作应用中还有许多与光学视管组合应用的特制施加器（applicator）、植入器（implanter）或置入器（introducer），具体参见后续章节。

第二节 器材和设备

除各种内镜，经尿道外科技术还要借助多种物品（液体）、器械和能量设备等，包括灌注液体、尿道扩张、膀胱造瘘、抓取或注射、冲洗及清理、碎石或粉碎、切割或汽化等。

一、灌注液体

经尿道直视操作要在液体环境中进行，灌注液体（irrigation fluid）的冲洗可保持术野清晰度，最常用的为生理盐水。为配合能量做功，灌注液体也充当电外科和激光中的介质（图 1-8）。在电外科中，因作用方式不同则需选用非离子型或离子型（non-ionic/ionic）液体。

1. 非离子型灌注液

用于单极电切，电回路在电极与负极板之间，非离子型的等渗液体包括甘露醇、甘氨酸、山梨醇和葡萄糖等。

2. 离子型灌注液

用于双极电切，一般指生理盐水（normal saline，NS），保证并列的两个电极之间的电回路。

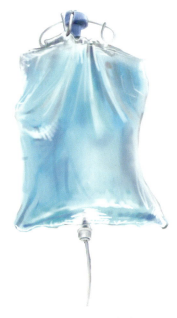

注意：自然重力灌注一般就可满足经尿道操作的盥洗，水袋置于床面水平之上 60 ～ 80cm 即可。特殊情况下，可使用加压灌注。

图 1-8 灌注液

二、尿道扩张工具

扩张器械（dilation）用于狭小、狭窄或成型术后的尿道，以达到允许内镜通过或扩大管腔的目的；有时内镜的镜体本身也可用于直视下扩张。

1. 尿道探子（sounds）

一系列渐粗的柱型金属棒，3.5 ～ 8.5mm（10 ～ 26Fr），头端圆润略弯曲（图 1-9），沿尿道走形逐级扩张。操作时需轻柔，避免形成假道或穿孔等并发症。

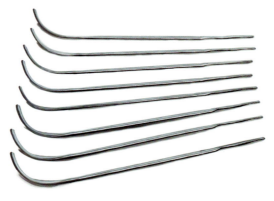

图 1-9　尿道探子

2. 其他尿道扩张工具（图 1-10）

（1）丝状探子（filiform bougie）：由柔韧探丝（filiform）和若干跟随探条（followers）组成。探丝头端弯曲，圆头或橄榄头，体部渐粗，3 ～ 6Fr。探测并通过尿道狭窄处后，探丝尾端可衔接更粗的探条推进扩张，必要时多个探条持续向膀胱内推送，以达到扩张的目的。

（2）筋膜扩张器（fascial dilators）：即经皮肾技术中的筋膜扩张器，8 ～ 28Fr，沿预置导丝逐级扩张。

（3）球囊导管（balloon catheter）：与上尿路手术的球囊导管相同（见《输尿管镜篇》），扩张直径 18 ～ 30Fr。沿导丝放置，通常球囊在 X 线指导下置于狭窄处，加压充盈扩张。

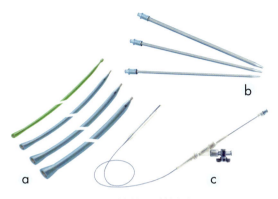

图 1-10　其他尿道扩张工具
a. 丝状探子；b. 筋膜扩张器；c. 球囊导管

三、膀胱造瘘器材

膀胱造瘘是一种尿液分流方式，常在经尿道手术中配合实施，造瘘器材（cystostomy set）有可复用性和一次性的。

1. 可复用套件（reusable）

可复用套件由半环外鞘、套管、锥形针芯和内引流管组成（图 1-11），全金属，可高压消毒。针芯、套管和半环鞘组合、穿刺充盈的膀胱，针芯和套管替换为内引流管，助排电切灌注液，称为低压灌注。结束操作后，通过半环鞘放置 Foley 尿管作为膀胱造瘘管。

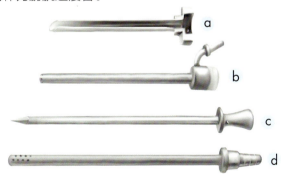

图 1-11　可复用膀胱造瘘套件
a. 半环鞘；b. 套管；c. 针芯；d. 内引流管

2. 一次性套件（disposable）

由尖锐、可劈开的薄制金属穿刺鞘和 12 ～ 18Fr 导管（水囊或猪尾型）组成，用于单纯引流（图 1-12）。若辅助顺行操作，可使用更粗的 Amplaz 鞘或剥皮鞘（见《经皮肾镜篇》）。

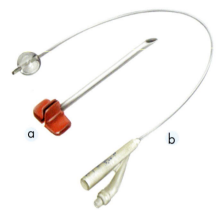

图 1-12　一次性膀胱穿刺造瘘套件
a. 可撕开穿刺鞘；b. 球囊造瘘管

四、抓取和注射工具

结石、肿物、异物或膀胱壁炎症性病变等可通过内镜的工作通道进行抓取、活检或注射等操作（图 1-13）。

1. 抓取器械

抓取器械（forceps & graspers）包括异物钳、活检钳、取石篮或套石器等。

2. 腔内注射针

腔内注射针（transluminal injection needle）即能通过工作通道置入的穿刺针，长 35 ～ 45cm，直视下刺入膀胱或尿道黏膜下注射，可弯性穿刺针更易操作。

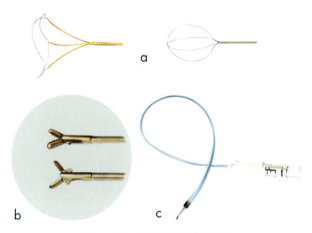

图 1-13 抓取和注射工具
a. 取石篮；b. 异物钳和活检钳；c. 内镜下注射针

五、冲洗和清理工具

膀胱内的血块或组织块，可进行抽吸清理。

1. 冲洗器

冲洗器（evacuators）借助橡胶或硅胶的弹性产生正压冲洗和负压抽效应，有壶状、瓶状或筒状（图 1-14）。异形玻璃球和奶瓶状冲洗器常称为 Ellic 冲洗器，充满冲洗液与内镜联通进行操作。

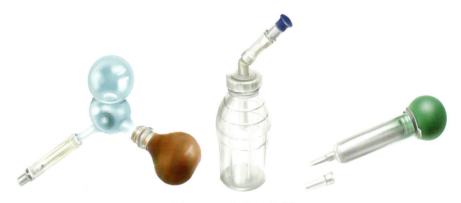

图 1-14 各种冲洗器

2. 血块清除器

血块清除器（rod-like retriever）俗称拔血器。形似金属导尿管，由 20 ～ 24Fr 外鞘和带弹簧的内芯组成。外鞘前端弯曲圆滑，下方有粗大侧孔，金属内芯放置后闭合（图 1-15）。膀胱血块填塞时，将拔血器整体置入膀胱，快速拉出内芯形成局部负压，可高效清理血块。

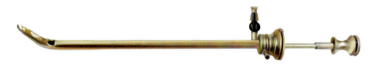

图 1-15　拔血器

注意：硬性膀胱镜或电切镜的镜鞘和闭孔器组合，也可起到类似拔血器的作用。

六、切割、凝固和汽化工具

处理软组织病变的方式多样，如切开、切除、止血和汽化等，涉及的工具如下。

1. 冷刀（urethrotome/cold knife）

尿道内切开所用的刀片组，形状各异，不产热（图 1-16）。

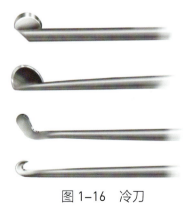

图 1-16　冷刀

2. 电极（electrodes）

电外科的主要施加器械，单双极的电极外观类似，有环状（loop）、针状（Collins knife）、纽扣状（button）、滚轮状（roller）等（图1-17），用于切割、电凝、汽化或剜除。

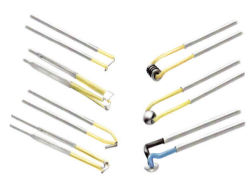

图 1-17　各种电极

3. 激光光纤（laser fiber）

由内芯（氧化硅石英纤维）、包衣和多聚外衣包绕组成，端射或侧射型（图1-18）。纯净内芯是传导激光的载体；外部包被具有内反射和抗热损伤的作用。规格有200μm、365μm、550μm、600μm、1000μm等，分为一次性的或可复用的。

（1）端射型光纤（end firing）：也称直出型，可用于剜除、切割、汽化、碎石，种类有钬激光、铥激光、半导体激光等。

（2）侧射型光纤（side firing）：也称侧出型，通过光纤头端的反射镜改变发射角度，与轴线呈70°～80°，如汽化型绿激光和蓝激光。为避免过热，部分光纤设计加装水冷却层。

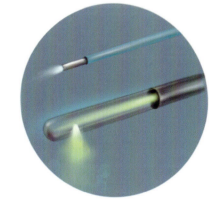

图 1-18　激光光纤

七、碎石和组织粉碎工具

结石和软组织等常需化整为零、取出体外，如碎石或粉碎。

1. 碎石钳（lithotrite）

也称大力碎石钳，利用力矩以握力夹碎前端咬合的结石，分为浅口型和突齿型，均可插入光学视管直视下操作（图 1-19）。

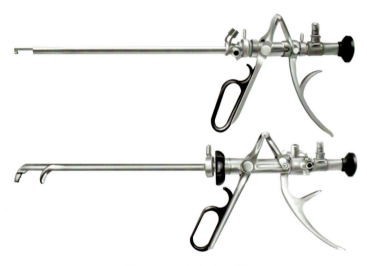

图 1-19 大力碎石钳

2. 组织粉碎器工作部（morcellating element）

简称刀头，金属制中空管状，头端开口内含旋转或伸缩型机动刀片，用于前列腺剜除后绞碎腺体，可通过硬性肾镜工作通道（图 1-20）。

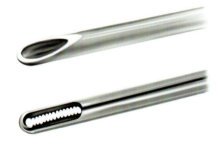

图 1-20 组织粉碎器工作部

八、附属设备

附属设备包括照明、显示和能量等系统或设备。

1. 影像设备（monitoring）

与各种泌尿内镜成像系统通用，包括影像主机、摄像头、光源、导光束和显视器等（图 1–21）。光学传导系统经济实用，仍占主流；数字式设备已明显增多，并可加载多种功能，如 4K 高清或窄谱成像（narrow band imaging，NBI）等。

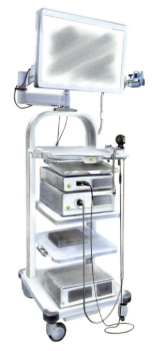

图 1–21　影像设备

2. 能量设备（energy）

处理各种病变的做功设备，包括高频发生器、激光、气压弹道、粉碎器、超声等（图 1–22）。

（1）高频发生器（electrosurgical unit，ESU）：也称为电外科单元或电刀，有单、双极之分，独控或分控。双脚踏开关，控制电切和电凝。

（2）激光器（laser）：以光放大方式生成激光，由光纤导出。临床应用种类有固态激光（钬激光、铥激光）和半导体激光（450nm、532nm、980nm、1064nm 等）；此外，还有新型的铥光纤激光。

（3）气压弹道碎石器（pneumatics）：电能与机械能转换，驱动探针撞击碎石，设备与经皮肾镜和输尿管镜一致（见《输尿管镜篇》）。

（4）组织粉碎器（morcellator）：将电能转化为机械能，切削组织块或血块，并吸出体外，包括主机、手柄、工作部（刀头）、负压装置。

（5）超声碎石器（ultrasonics）：电能激发压电晶体，使相连的金属探杆产生超声波级的高频振动（23 ～ 25kHz）而达到碎石的目的。探杆中空可接负压，吸附结石碎屑或血块。

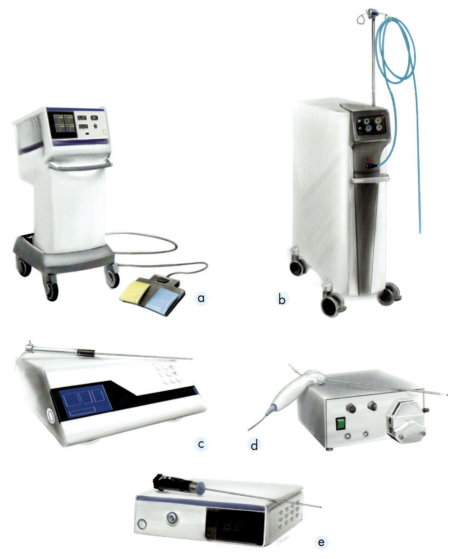

图 1-22 常用经尿道能量设备
a. 高频发生器；b. 激光器；c. 气压弹道碎石器；d. 组织粉碎器；e. 超声碎石器

第二章
经尿道外科技术的相关准备

经尿道外科技术处理的病变繁多，具有形式多样、特色各异的特点，从干预处理的角度还可分为经尿道手术和微创治疗，因此在实施前有必要就一些共性方面进行厘清，如应用解剖和适用范围等。

第一节 应用解剖

经尿道外科技术是腔道微创技术，治疗的对象涵盖输尿管末端和整个下尿路，解剖结构和细节的掌握是开展相应技术的前提和基础。

一、输尿管末端

输尿管末端也称为输尿管膀胱连接部（ureterovesical junction，UVJ），此处输尿管管壁平滑肌走形由螺旋形逐渐转为纵行，在距离膀胱 2～3cm 处形成纤维肌肉鞘（魏氏鞘，Waldeyer's sheath），随输尿管向下纵向延伸至膀胱三角区（图 2-1）。斜穿膀胱壁的输尿管壁内段（intramural segment）长 1.5～2cm，受逼尿肌挤压，管腔显著变窄，止于输尿管开口（orifice）。因深方有强健的逼尿肌束承托，膀胱内输尿管开口呈略微隆起的裂隙状。UVJ 的走形、长度与逼尿肌相互作用形成抗反流机制。

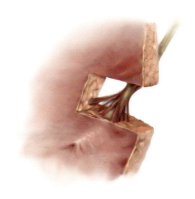

图 2-1 输尿管末端

二、膀胱

膀胱（urinary bladder）是位于盆腔内的、可充盈的囊性肌肉器官，接受来自肾脏的尿液，临时储存、适时排出。正常容量（capacity）为 350 ～ 500ml，尿潴留时可达 800 ～ 1000ml。

1. 位置与毗邻（position & adjacency）

膀胱位于耻骨联合后方、腹膜腔与盆底之间。男性膀胱下方固定于肛提肌和前列腺之间的纤维韧带上，后方为直肠；二者之间为膀胱直肠腺窝。女性膀胱位于耻骨联合后、子宫前，下方承托于肛提肌和阴道上部（图 2-2）。

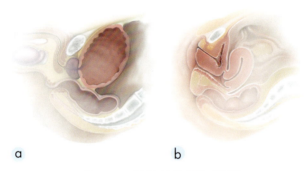

图 2-2　膀胱的位置与毗邻
a. 男性；b. 女性

2. 外形与分部（components）

因储存尿量不同，膀胱形状不断变化，充盈时呈椭球形，空虚时扁平，按区域可分为尖部、体部、底部和颈部（图 2-3）。

（1）尖部（apex）：膀胱顶指向耻骨联合的部分，以中脐韧带（脐尿管遗迹）与肚脐相连。

（2）体部（body）：膀胱的主体部分，位于尖部及底部之间。

（3）底部（base）：膀胱后下侧，呈倒三角形，两个上角为输尿管开口，尖端指向尿道内口。

（4）颈部（neck）：尿道内口与膀胱体部相融合的部分。

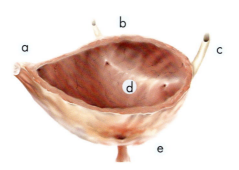

图 2-3　膀胱的各个部分

a. 尖部；b. 体部；c. 输尿管；d. 底部；e. 颈部

3. 层次与构成（layers）

膀胱体部和颈部的壁层由内向外为黏膜或尿路上皮、固有层、黏膜下层、肌层和周围脂肪（图 2-4）。膀胱壁主要为平滑肌，也称逼尿肌，在神经调节下收缩和舒张，具有较好的延展性。三角区位于底部，由两侧输尿管开口与尿道内口围成，表面平滑、延展性差意味着不同的胚胎来源。膀胱壁的结构与排尿功能和膀胱病变等密切相关。

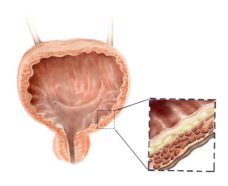

图 2-4　膀胱壁的层次

注意：当膀胱排空阻力持续增加，逼尿肌增生并在黏膜下形成突出的小梁和假性憩室（图 2-5），膀胱壁失去平滑度，如良性前列腺增生。

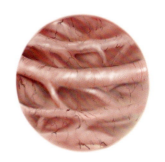

图 2-5　小梁形成与假性憩室

三、前列腺

前列腺（prostate）是经尿道最常治疗的、男性特有的生殖器官，血运丰富，分泌的前列腺液是精液的重要组分。

1. 位置和组成

前列腺位于盆底肌和膀胱底部之间，呈倒锥体，前方为耻骨联合，后方为直肠，尿道纵贯腺体前部，射精管则从侧后斜向前穿过腺体与尿道汇合。外观上，前列腺分为基底部、尖部、前部、后部和两侧部；组织学上，又分为中央带（central zone，CZ）、前部纤维肌肉带（anterior fibromuscular stroma，AFS）、移行带（transition zone，TZ）、外周带（peripheral zone，PZ）和尿道周围带（periurethral zone，PuZ）（图2-6）。

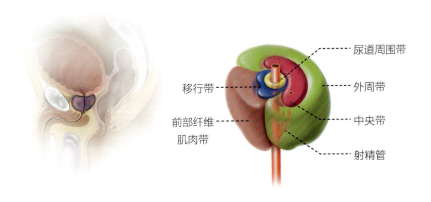

图 2-6　前列腺位置与组成

2. 腔内特点

以内窥镜观察，前列腺位于尿道内口与精阜远侧括约肌之间的尿道周围，向腔内略突出。正常的前列腺部尿道长约 3cm，分为中叶（腔内观 5 ～ 7 点之间）、左右侧叶（1 ～ 5 点和 7 ～ 11 点之间）和前联合（11 ～ 1 点之间），中叶与两侧叶间有较明显的纵沟（5 点和 7 点）。前叶腺体成分较少，主要由纤维肌肉组织构成（图 2-7）。

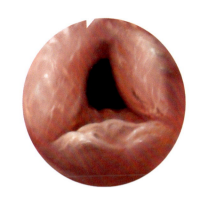

图 2-7　前列腺部尿道腔内表现

3. 良性前列腺增生（benign prostatic hypertrophy，BPH）

从组织发生上，增生的腺体（腺瘤）主要来自移行带。腺体增大时，长度延长，有时可达 7 ～ 8cm；中叶增生、后唇抬高或突入膀胱，增加残余尿；增生常不均衡，后尿道失去平直度，流出道变窄或闭塞（图 2-8）；最终导致膀胱出口梗阻，引发排尿困难和逼尿肌不稳定，甚至尿潴留。移行带腺体膨大，外周组织受压增厚形成假包膜，也称为外科包膜，是 TURP 的重要解剖标志之一。

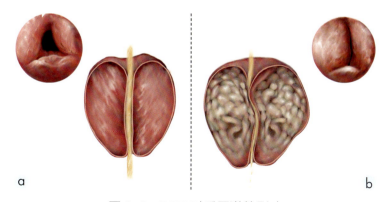

a

b

图 2-8　BPH 对后尿道的影响

a. 正常的后尿道；b.BPH 的后尿道

四、尿道

尿道既是尿液排出的通道，也是经尿道操作的通路或场所，男性与女性的尿道结构和功能也不相同。

1. 男性尿道

男性尿道既可排泄尿液，也能输送精液。成人尿道呈 S 形、长 16 ～ 25cm，有两个生理性弯曲（耻骨前弯和耻骨下弯）。以尿生殖膈为界将尿道分为前、后两部分，称为二分法；三分法为前列腺部尿道、膜部尿道和海绵体部尿道；四分法在三分法基础上增加膀胱颈为尿道起始部（图 2-9）。临床上，三分法最常用。

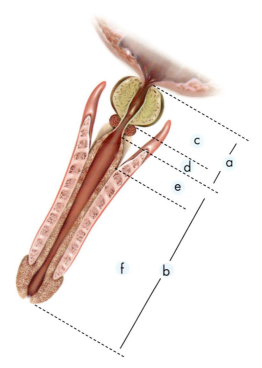

图 2-9　男性尿道
a. 前尿道；b. 后尿道；c. 前列腺部尿道；d. 膜部尿道；e. 球部尿道；f. 阴茎部尿道

（1）前列腺部尿道（prostatic）：膀胱颈与尿道膜部之间，穿过前列腺前部，正常长度 3 ～ 4cm。后壁纵向褶皱称为尿道嵴，1.5 ～ 1.7cm，由黏膜及深方肌肉和勃起组织组成，最高点的精阜是经尿道手术的解剖标志之一。精阜及尿道嵴涨大可阻止精液逆行返回膀胱。

（2）膜部尿道（membranous）：前列腺尖部与尿道球部之间，长约1.5cm，尿道最短和可扩展性最低的部分。周围是尿道外括约肌和尿生殖膈，二者将膜部尿道与坐骨支和耻骨下支固定，骨盆骨折时此处易发生断裂。

（3）海绵体部尿道（spongy）：膜部尿道以下至尿道外口，属前尿道，包绕于尿道海绵体内，又分为球部和阴茎部。球部位于两阴茎海绵体分开处到膜部之间，管腔膨大，是骑跨伤致尿道损伤或断裂的部位。阴茎部的尿道海绵体和阴茎海绵体由 Buck's 筋膜包绕，近尿道外口、管腔膨大形成舟状窝。

（4）尿道括约肌（sphincter）：包括内、外括约肌。前者围绕膀胱颈部，参与射精和部分控尿；后者位于精阜远侧，是控尿的关键，手术时需重点保护（图 2-10）。

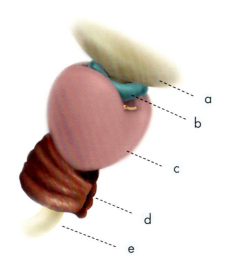

图 2-10　男性尿道括约肌
a. 膀胱颈；b. 内括约肌；c. 前列腺；d. 外括约肌；e. 尿道

23

2. 女性尿道

女性尿道仅有排尿功能，较男性尿道宽大且平直，长 4 ～ 5cm。始于膀胱颈，向下穿过尿生殖膜和盆底肌（外括约肌），开口于小阴唇之间的阴道前庭（图 2-11）。尿道外口位于阴道口前上方、阴蒂下 2 ～ 3cm。

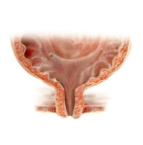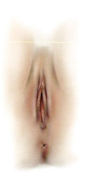

图 2-11　女性尿道及外阴（前庭）

五、远端男性生殖道

针对远端男性生殖道的经尿道内镜检查及干预逐渐形成。

远端男性生殖道包括射精管、精囊和输精管壶腹。多个细小的前列腺腺管开口于后尿道中央的尿道嵴两侧；尿道嵴最高点膨大为精阜，中央小凹陷为前列腺小囊，射精管开口位于小囊外下两侧或小囊内（图 2-12）。此区域是男科内镜重要的入路和场所。

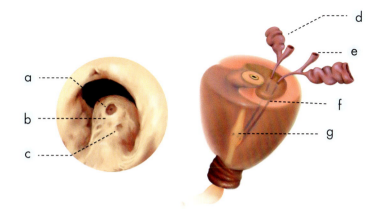

图 2-12　男性远端生殖道

a. 前列腺小囊开口；b. 精阜；c. 射精管开口；d. 精囊；e. 输精管壶腹；f. 射精管；g. 尿道嵴

第二节　应用范围

经尿道外科技术可细分为经尿道手术和经尿道微创治疗（transurethral minimally invasive therapy/treatment）两大类。前者为标准手术，如 TURP，需在手术室内麻醉下进行；后者可在最小程度的麻醉下进行，如膀胱壁注射，除在手术室，也允许在检查室甚至门诊开展，具有风险低和恢复快的特点。

一、适用范围

经尿道外科技术实施的对象包含多种病变，干预方式可直接或间接。在应用和适用范围上，手术与微创治疗虽各有特点，但可按照治疗对象、麻醉要求和风险程度等进行归类。

1. 治疗对象

从输尿管末端、膀胱、前列腺直至尿道和（或）邻近结构，手术和微创治疗有很多重叠。

（1）输尿管末端或上尿路病变，如输尿管开口狭窄、囊肿、反流、末端离断。

（2）膀胱病变，如膀胱肿瘤、异物、结石、过度活动症和特异炎性病变。

（3）前列腺病变，如不同程度的 BPH，以及部分前列腺炎和局限性前列腺癌。

（4）尿道病变，如尿道狭窄、尿失禁、尿道断裂。

（5）男性远端生殖道病变，如射精管梗阻、顽固性血精。

2. 麻醉要求

经尿道手术与微创治疗的麻醉方式区别较大，可采取单一或组合方法，麻醉深度各有不同。

（1）全身麻醉或椎管内麻醉：用于几乎所有的经尿道手术和部分微创治疗，如 TURP 和水消融。

（2）局部麻醉+镇静：适于刺激轻、较简单的微创治疗操作，如前列腺支架置入等。局部麻醉配合镇静，除降低刺激，还可控制因不适引发的紧张。

（3）局部麻醉：针对几乎不会引起明显不适的微创治疗操作，如女性膀胱壁注射。

3. 风险程度

依据对局部或全身的可能影响，分为低、中、高三个不同等级。

（1）经尿道手术虽属微创技术，临床风险与其他外科手术类似，如出血、感染等，对患者身体条件有一定要求。风险等级中度或更高。

（2）经尿道微创治疗的目标是在实施治疗的同时降低临床风险，避免严重并发症的发生，主要针对手术高危者或特别关注更小侵入、更高生活质量的患者，如保护性功能。然而，降低侵入性的同时，治疗的时效性和远期效果与标准手术可能存在区别。

注意：评估风险程度高与低的前提是具备成熟的经验和技术。

二、禁忌证和限制条件

经尿道手术与常规外科手术相当，有明确的禁忌证。微创治疗风险更低，但存在开展时间相对较短，临床效果与"金标准"之间也有差异，应用受到一定限制。因此，选择特定治疗需严格掌握，做好风险与收益权衡，完善实施条件和伦理保障。

1. 经尿道手术的禁忌证

（1）严重心肺脑合并症，无法接受全身或椎管内麻醉。

（2）活动性泌尿系感染。

（3）未控制的出血性疾病或必须接受抗凝治疗。

（4）对手术效果有影响的系统性合并症，如严重的糖尿病或脑血管后遗症等。

（5）尿道无法通过内镜。

2. 微创治疗的限制条件

（1）与经尿道手术相重叠部分，如活动性感染、严重合并症等。

（2）肿瘤侵袭性强，这方面的微创治疗尚处于探索性研究，如局限性前列腺癌的高能聚焦超声消融治疗。

（3）开展新型微创治疗应本着科学严谨的态度，在充分沟通基础上达成共识。

第三节　术前准备及安全保障

合理的术前评估和准备是确保经尿道外科技术诊疗效果的重要环节，评估应包括病变的性质、范围以及患者全身情况和个人期望，还需具备针对性的安全防范。

一、术前检查

充分的术前准备和检查包括常规检查、基础检查、实验室检查、影像学检查和特殊检查等，是评判危险因素的重要依据。

1. 常规检查

全面详细的病史采集、体格检查、临床诊断与鉴别；排尿困难的老年男性除直肠指诊，还需记录国际前列腺症状评分（International Prostate Symptom Score，IPSS）和生活质量评分（Quality of Life，QoL）；老年人或有基础合并症者需进行心肺功能和专科评估。

2. 实验室检查

血尿常规、尿培养、尿细胞学、血生化；老年男性应包括前列腺特异性抗原（prostate specific antigen，PSA），男科问题可能涉及精液和前列腺液等（图 2-13）。

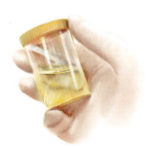
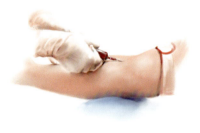

图 2-13　尿液及血液检查

3. 影像学检查

影像学检查至关重要、不可替代，除了解形态和结构改变，还有造影等评价功能。

（1）超声波检查：B 超是直观、实时的常用检查，经腹或经直肠，检测肾脏、输尿管（如扩张）、膀胱、前列腺和精囊等（图 2-14），有助于判断肾积水、膀胱肿瘤、结石，测量前列腺体积和残余尿量等。

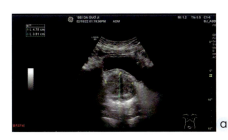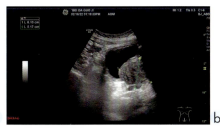

图 2-14　B 超：良性前列腺增生
a. 冠状位；b. 矢状位

（2）静脉肾盂造影（IVP/IVU）：包含尿路平片（KUB）和静注造影剂后的一系列腹部 X 线摄片，含碘造影剂通过尿液排泄使尿路显影（图 2-15）。除了肾功能及上尿路显影，膀胱在造影剂充填后可协助显示膀胱结石和充盈缺损（膀胱肿瘤或突出的前列腺），膀胱形状、位置和透光度等还有助于鉴别神经源性膀胱或盆腔脂肪增多等。

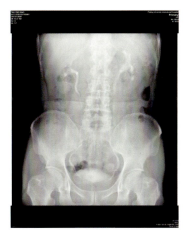

图 2-15　正常 KUB+IVP

（3）泌尿系断层扫描及三维重建：即 CT 平扫 + 强化，螺旋扫描，层厚可小于 1mm、分辨率好（图 2-16）。平扫可提示腔内软组织影，强化能更好地评估软组织占位的性质（如膀胱恶性肿瘤的肿物强化、充盈缺损等），还可显示肿物外侵及淋巴结转移情况。对膀胱结石或输尿管病变也很有帮助，如输尿管开口囊肿。

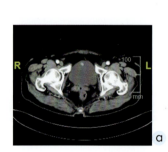
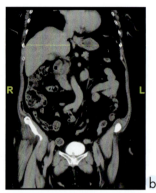

图 2-16　泌尿系 CT
a. 膀胱前壁肿物强化；b. 膀胱内充盈缺损

（4）核磁共振（MRI）：利用不同序列对盆腔软组织占位进行诊断，如BPH 和前列腺癌（图 2-17 和图 2-18）。T1/T2、动态加强扫描（DCE）和散加权成像（DWI）等组合，形成前列腺影像报告及数据系统（PI-RADS），提高前列腺癌影像学诊断的可靠性。

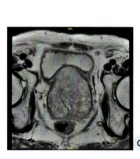
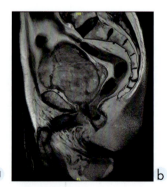

图 2-17　良性前列腺增生
a. 轴位；b. 矢状位

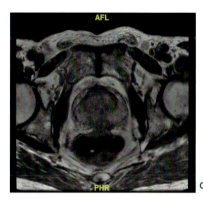
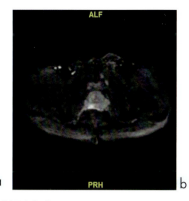

图 2-18　前列腺癌

a. 平扫 T1：外周带右侧低信号病灶；b.DWI：病灶高信号

（5）膀胱及尿道造影：膀胱和尿道内注入造影剂可对膀胱或尿道外伤、狭窄等进行准确评估（图 2-19）。排泄性尿道膀胱造影（voiding cystourethrogram，VCUG）是输尿管反流诊断的主要手段。

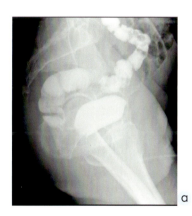
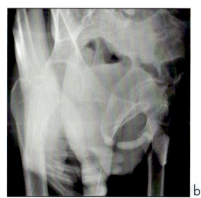

图 2-19　膀胱和尿道造影

a. 膀胱造影：膀胱结肠瘘；b. 尿道造影：尿道狭窄

4.特殊检查

除结构和形态，下尿路功能评估还可借助特殊检查，如尿流动力学和膀胱镜。

（1）尿流动力学检查（urodynamic study，UDS）：通过数学模拟对储尿和排尿功能进行定性和定量分析，包括尿流率（最大尿流率，Qmax）、膀胱压、肌电图、尿道压、影像尿动力等，针对的疾病有膀胱出口梗阻、尿失禁、过度活动、神经性病变等（图2-20）。

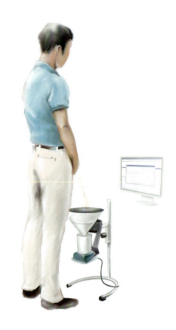

图2-20 尿流率检测

（2）尿道膀胱镜：下尿路的直观检查，直视观察，同时还能取活检（图2-21）。

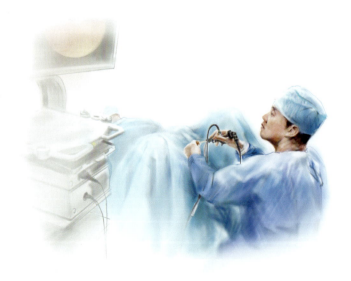

图2-21 膀胱镜检查

二、风险评估

在全面检查并取得结果后，即可进行相关经尿道操作的风险评估，包括耐受程度、手术难度和患者特殊关注等，是实施操作前的重要步骤。

1. 治疗耐受程度

能否耐受经尿道手术主要来自麻醉评估，参照美国麻醉师学会推荐的身体状况标准（American Society of Anesthesiology Physical Status Classification System，ASAPSC）。即使微创治疗，也有麻醉的可能。

2. 手术难度与复杂度

应综合考量病变、器械设备和操作经验等。以 TURP 为例，包括腺体大小、合并症、术式（单极 / 双极）和医生经验（训练程度、手术例数和成功率）等。

3. 心理准备及知情同意

全面细致的术前谈话有助于医生了解患者期望，消除顾虑、增加配合度。签署知情同意书，包含手术或操作的必要性和依据、其他可能的治疗方式及利弊、经尿道的操作流程、可能遇到的问题、并发症和对策，以及疗效预估等。

三、安全保障

合理的安全防范是专科操作的有力保障，建立系统性和程序化的安全防范机制能有效降低医疗差错（低级错误）的发生。

1. 安全核对

麻醉前确认患者身份、手术或操作名称、影像资料、用药以及术者和麻醉者等信息（图 2-22）。很多医院为住院患者佩戴身份标记，如腕带或标牌，术前扫描可提高效率。

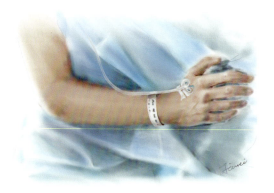

图 2-22 术前安全核对

2. 器械和设备准备

预先申请所需器材和设备，通知承接单位或人员做好准备，如手术室和消毒供应室等。操作后、送消毒前对器械和设备进行完好性检查，保证下次使用的状态。

3. 操作者的准备

操作者应能够发出清晰指令指导助手，助手也能给予及时合理的回应，需具备足够经验或已接受完备的技能培训。如处于学习阶段，要在有经验者指导下实施。

第三章
前列腺疾病的经尿道外科技术

前列腺疾病的治疗中，经尿道手术和经尿道微创治疗均应用广泛，在良性前列腺增生（BPH）中尤为集中。经尿道前列腺切除术（TURP）被认为是BPH外科治疗的"金标准"，临床治疗效果显著。然而随着认识的深入和科技的发展，多种经尿道外科诊疗技术不断涌现，包括激光、剜除术和各种微创治疗。尽管经尿道手术和微创治疗都属于外科微创技术，但部分归类尚不清晰。例如，有些倾向最大程度地去除腺体组织（减容），其他则在减轻症状或控制病变进展时优先考虑安全或生活质量。

同时，对于部分慢性前列腺炎（CP）或前列腺癌（PCa）病例，经尿道外科技术也在持续探索。

第一节　经尿道前列腺切除术

BPH 是老年男性下尿路症状（lower urinary tract symptoms，LUTS）的主要病因，LUTS 或 BPH 并发症严重影响生活质量，甚至导致器官功能障碍。TURP 多年来被作为泌尿外科经典微创手术的代表，新出现的 BPH 外科技术也大多以 TURP 为操作蓝本，疗效也与其对标。尽管有报告某些经尿道技术无需 TURP 基础，如汽化术，但熟练的 TURP 操作对其他技术的运用仍是良好支撑，可视为经尿道操作技能的基础。

一、电外科

TURP 是以电能转化的热效应作用于组织的外科手术，其基础是电外科（图 3-1），即利用了高频（即射频，RF）交流电施加组织的透热效应。细胞内电离的分子在 RF 作用下振荡升温，达 60℃时细胞即刻死亡，60～99℃时组织脱水、蛋白凝固。快速达到 100℃ 时，细胞内容由液态转为气态、迅速膨胀，呈现爆破性汽化。

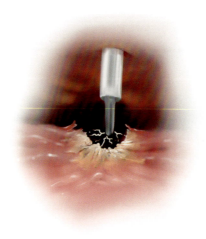

图 3-1 电外科

RF 的发生来自电外科工作单元或电刀（ESU），在"主动"和"弥散"电极之间形成回路。在 TURP 中，因电路的不同设计，有单极或双极两种作用方式。单极电切，电切环作为主动电极，电需"流"向附着在患者身上的负极片（臀部或大腿内侧），再导向 ESU 的弥散电极（非通常认为的接地，避免组织深部的热损伤）。双极电切，主动和弥散电极并列，在之间的组织形成回路，无需负极板。

二、适应证、禁忌证和相关准备

经尿道前列腺切除术（TURP）适用于出现并发症或伴有严重 LUTS 的 BPH 且身体条件允许的患者。由于治疗人群主要集中于老年男性，常伴有一种或多种系统性合并症，因此需细致、全面的术前准备（图 3-2）。

1. 适应证

合并急慢性尿潴留；膀胱逼尿肌失代偿，引发上尿路积水或肾功不全；

BPH引起的反复感染或血尿、膀胱结石、大型憩室、疝气，以及药物治疗不佳的重度LUTS。前列腺癌、经尿道姑息性切除，仅适于特殊情况下改善排尿。

2. 禁忌证

严重心肺功能不全；凝血功能障碍或无法停用抗凝治疗；新发的脑梗、心梗或新近放置冠脉支架者；未控制的尿路感染；腺体过大（＞80～100ml）等。

3. 相关准备

除评测BPH引起的排尿功能障碍，影响排尿的合并疾病要考量；伴随性系统疾病也要合理控制，确保安全。

（1）明确诊断：包括病史、IPSS和QOL、直肠指诊（前列腺大小质地、括约肌张力和球海绵体肌反射等）、Qmax、PSA、B超测定前列腺体积、残余尿量等。

（2）鉴别诊断及合并症：如合并糖尿病、神经系统病变，需囊括中枢神经和盆底功能，必要时行尿流动力学检查。对合并症进行有效干预，如控制血糖、血压等。可疑前列腺癌者，应完善MRI，必要时行前列腺穿刺活检。

（3）其他准备：预防性抗生素；停用抗凝药（如果有），如阿司匹林。根据前列腺体积大小适当备血，术前适当肠道准备。

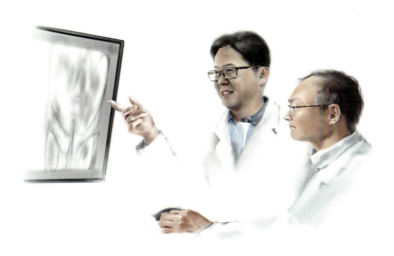

图3-2 术前评估及准备

三、操作步骤

TURP 是经尿道减容手术之一，应尽量去除外科包膜内呈球形增生的腺体组织。从腔内角度看，则是环形去除增生的各叶腺体，包括中叶、两侧叶和部分前叶。切割组织时血管开放，出血和液体吸收并存；切除范围严格限制，重点保护尿道括约肌、膀胱颈和外科包膜。

1. 麻醉

椎管内麻醉或全身麻醉。脊柱麻醉全身影响相对小些，然而老年骨质增生造成腰椎缝隙变窄，穿刺可能遇困。全身麻醉对整体管理安全稳妥。

2. 体位、消毒铺巾

膀胱截石位，消毒范围为会阴、下腹及大腿上 1/3，铺巾除上述区域应覆盖胸腹部；会阴下方置收集袋（附组织滤过膜），底部打开、避免坠积。

3. 器械

组装电切镜，检查电切环伸缩状态。连接导光束、摄像头、导线和冲洗管路；打开影像设备，白平衡、调整焦距；设置电刀模式和参数。

4. 手术室布局

推荐如下：患者居中截石位，麻醉师位于其头侧，腔镜台车（集合影像系统和能量设备等）位于其左前侧。术者取坐位，居患者双腿之间；右后方为助手和器械平车或托盘，方便传递。灌注液体架置于患者右下肢外侧，便于轻松更换水袋。手术室内人员能够随时观察监视器，了解进程（图 3-3）。

5. 进镜观察

电切镜采用盲进法或直视法进入顺应尿道的生理弯曲。镜鞘粗大，备尿道探子。进入后首先探查膀胱各壁（是否合并假性憩室、小梁样改变、结石等）和双侧输尿管开口；中叶增生明显者后唇抬高可部分遮蔽三角区。然后退入尿道观察各叶突入腔内的程度和长度，确定膀胱颈、精阜和外括约肌等解剖标志。

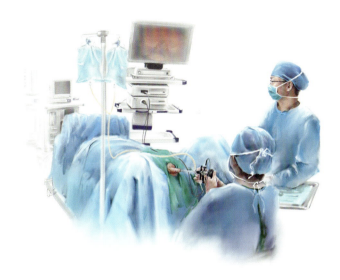

图 3-3　手术室布局

6. 膀胱造瘘

非必要步骤。如腺体大，预计切除时间长，可行耻骨上穿刺造瘘、低压灌注，避免液体蓄积、改善视野，减轻液体吸收，尤其是单极电切。方法如下：充盈膀胱，耻上中线两横指切开皮肤及前鞘，细针穿刺确认，穿刺器及套管组合直接穿刺，去除针芯或镜下确认，置入引流鞘管建立低压冲洗（图 3-4）。

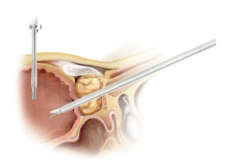

图 3-4　膀胱造瘘

7. 操作方法

内镜下，腺体呈环形立体分布，突入腔内，操作时镜体需前后移动和转动，手、眼、脚紧密配合。依据不同习惯，双手配合可取右手执镜、左手向前执握阴茎或后置扶握摄像头；处理不同部位时，手型经常转换，如正握或倒握（图 3-5）。脚踏左右控制电切和电凝。

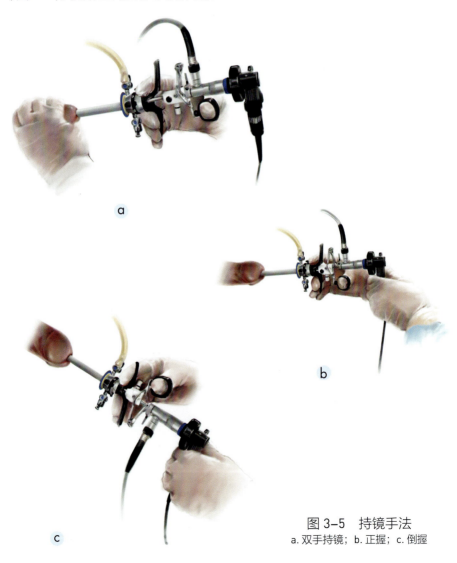

图 3-5　持镜手法
a. 双手持镜；b. 正握；c. 倒握

（1）切割：方式包括平切、弧切、逆切和拖刀等（表3-1，图3-6）。

表3-1 切割方法

切割方式	描述	切割长度
平切	单纯平拉切割	电切环伸缩长度
弧切	弧形回拉切割	比平切长且厚
逆切	逆向前推切割	短段修整
拖刀	电极不全回缩，随镜后拖弧形切割	长条状切割

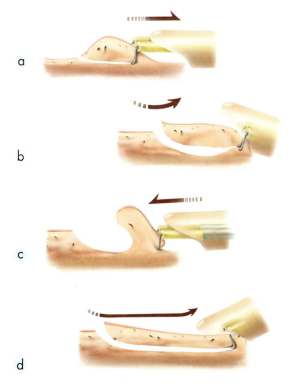

图3-6 切割方法

a.平切；b.弧切；c.逆切；d.拖刀

注意：①逆切和拖刀不建议常规使用，应在技术掌握熟练的基础上应用。

②操作时，焦化组织粘贴电切环影响做功。双极，在开阔处空踩电切"炸"掉；单极，需调高功率应对或撤出把手，手动清理。

41

（2）止血：依出血形式采取点触、面推、压退、区域等不同的方式进行电凝止血（表 3-2，图 3-7）。

表 3-2　止血方式

止血方式	描述	出血程度
点触	出血点清晰，直接环压电凝	各异
面推	片状渗血，推拉 + 持续电凝	渗血
压退	超越出血点边压边退边电凝	剧烈
区域	接近包膜，电凝血管走行区	各异

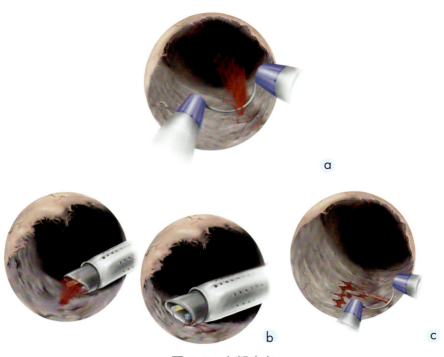

图 3-7　电凝止血
a. 点触止血；b. 压退止血；c. 区域止血

注意：①出血点寻找困难时，要考虑对侧出血反弹所致。
　　　②出血血管缩入或被组织阻挡时，需切割显露后再行止血。

（5）辨认：正确辨认解剖标志和组织结构，才可有效操作，避免并发症（表 3-3）。

表 3-3　镜下组织辨认

组织类型	镜下表现
增生腺体	黄白或灰白，粗糙、棉絮、颗粒或豆渣状
腺分泌物	黄白黏稠牙膏样、腺体潴留物、邻近包膜
外科包膜	浅粉或白色环形致密纤维状，为电切外界
结石颗粒	切除时见细小、黑褐结石，提示邻近包膜
包膜穿孔	红白相间、编织样，可见黄色晶亮的脂肪

注意：①精阜两侧和膀胱颈处外科包膜接近黏膜，其余部分呈弧形远离尿道表层；包膜本身有一定厚度，出现微小结石或储留物往往预示接近。

②如包膜穿破，根据程度控制手术时间以减轻外渗和吸收。

8. 操作程序

腺体切除方式很多，如 Nestbit（顶部 12 点起始）、Milner（侧叶起始）、Barnes（中叶起始）等。下面以编者常用的多标志沟、分步分叶切除方法为例介绍。

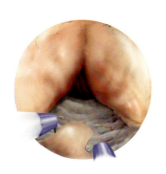

图 3-8　中叶切除

（1）中叶切除：沿 5 点和 7 点位侧叶和中叶之间的间沟，从膀胱颈向精阜近端切开直至包膜、分别建立标志沟（此处血运丰富，需仔细止血）。随后沿明确界限彻底切除中叶，建立通畅冲洗通路（图 3-8）。

注意：如腺体小或中叶增生不显著，也可从 6 点位直接切除中叶。

（2）侧叶切除：于左侧叶 1～2 点位接近膀胱颈处切开侧叶，显露包膜，沿包膜向下方扩大，逐步与 5 点标志沟汇合。切除走向由上向下、扩点成面、由近及远，采取弧形或拖刀切割，切缘达到精阜水平，仅保留精阜侧方小部分腺体。向下扩大时注意已切开处的止血，组织碎块随水流直接落入膀胱，视野清晰，止血方便。从 10～11 点切开，向 7 点标志沟逐渐推进，同样方法切除右侧叶（图 3-9）。

（3）前叶切除：前叶并非独立腺叶，为两侧叶在中央的汇合处。此处电切镜需翻转，自尿道内口 11 点到 1 点之间切除下坠组织，接近 12 点位时镜体完全翻转、倒握操作（图 3-10）。

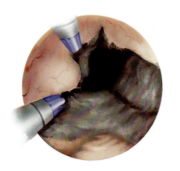
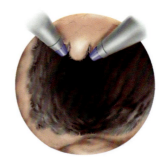

图 3-9　侧叶切除　　　　　图 3-10　前叶切除

注意：前叶组织较少，切除不宜激进。可从精阜水平沿线翻转镜体，略向前推设定止点，切除其近侧多余组织，避免损伤外括约肌。

（4）尖部修理：大部分腺体切除后，最后去除靠近尖部的残余组织。将电切镜抵住精阜水平，以平切小心修理精阜附近的组织（图 3-11）。尿道嵴有一定长度，可沿精阜两侧适当修整，随后向侧叶方向转动镜体，削平突出腔内的侧叶组织。腺体不大者，抵达精阜近端即可；增生明显者，切除可达精阜远端。

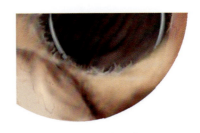

图 3-11　尖部修理

9. 操作收尾

（1）理想的切除效果为腺窝呈球
形，膀胱颈纤维环完整，退镜至精阜
远侧可见括约肌形态好，后尿道呈张
开状（图3-12）。

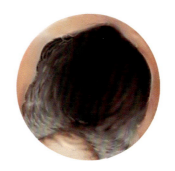

图 3-12　切除后效果

（2）获取组织：切除和止血完成后将电切镜推入膀胱，退出把手，镜鞘
连接 Ellic 冲洗器反复抽吸组织碎块（图3-13）。间断进镜观察是否清除彻底，
残留的少许组织块可用电切环勾出。

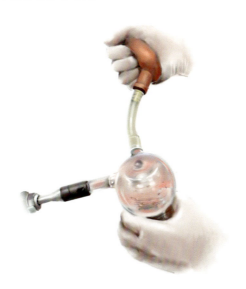

图 3-13　获取组织

注意：① Ellic 需灌满水、排气，挤压橡胶球冲洗和抽吸时应打开镜鞘的
　　　　进水阀，同时关闭出水阀。
　　　②如未配 Ellic 或故障，可利用内镜灌注冲洗方式清理组织块，类
　　　　似冲洗清石的操作。

（3）结束前检查：重新探查膀胱和腺窝，确认无明显损伤和活动性出血，随后退镜。有些医生习惯在退镜前充盈膀胱，然后拔除内镜、观察尿线以评判切除效果。

（4）放置尿管：尿道内置 18 ～ 22Fr 三腔 Foley 尿管，水囊置于膀胱内，注水 20 ～ 30ml。连接冲洗液（生理盐水）进行膀胱连续冲洗（图 3-14），观察颜色，根据情况决定是否牵拉尿管、加大水囊或再次进镜止血。如手术时有膀胱造瘘，也可通过造瘘管和尿管冲洗。

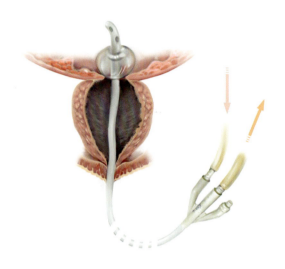

图 3-14　膀胱冲洗

四、术后处理、并发症及对策

在适应证准确和技术熟练的前提下，TURP 微创且恢复快，但术后仍需观察，及时发现可能的并发症。

1. 术后常规

患者返回病房，即刻检查血常规、血气分析、生化等，心电监护，观察生命体征和其他情况。4 ～ 6 小时可恢复饮水，随后进食。膀胱持续冲洗，根据颜色调整冲洗速度。多于 1 ～ 2 天后停止冲洗，3 ～ 7 天拔除尿管恢复排尿。适当给予抗生素控制感染、M 受体拮抗剂等缓解尿路刺激或膀胱痉挛。随访包括 IPSS 和 QOL、Qmax、B 超前列腺体积、残余尿及 PSA 等。

2. 并发症及处理

经历长期验证，TURP 术后主客观指标均有明显改善，并发症不多见，依发生时间可分为早期或晚期。

（1）早期并发症：发生在术中和术后短期内。

①出血：0.4% ～ 3%，出血量与腺体体积、手术时间正相关，血色素下降明显者可适当输血。静脉压力低，术中镜下冲洗不明显、容易掩盖，要关注液体过负荷。大的静脉窦不易止血，暂停操作以尿管牵拉止血，观察是否继续，必要时改行二期手术。术后引流颜色深，除加快冲洗，要严密观察循环和血色素变化，及时补血补液，必要时再次探查止血。

②尿道和膀胱损伤（医源性损伤）：电切镜粗大，尿道外口或球部尿道转弯处易损伤，避免暴力，注意润滑，直视进镜。损伤或穿破包膜、膀胱颈或输尿管口均可发生，高度重视解剖辨认和技法。

③液体过负荷和低体温：灌注液大量吸收可引发呼吸和循环功能障碍，需紧急中止操作和利尿减压，多见于包膜损伤、高压灌注或手术时间过长。低体温容易忽视，环境和冲洗液温度、操作时间长可降低核心体温，影响全身，因此强调术中保暖和液体加温。

④ TUR 综合征：为稀释性低钠血症，主要见于单极电切，严重者发生脑水肿危及生命，可采取控制手术时间、低压冲洗等措施。随着双极的普及，TURS 明显减少。

⑤尿潴留：部分患者拔尿管后不能即刻恢复排尿，可为尿道水肿、血块或组织块阻塞，延长导尿时间、抽吸清除多可恢复。残余腺体导致梗阻也有出现，尤其是前叶或尖部残留过多，需再次切除。部分病例合并逼尿肌收缩障碍，如神经源性膀胱，全面评估和沟通十分重要。

⑥尿路感染：术后发热不多见，可能为腺窝引流不畅所致，放松水囊和抗生素多可控制。尿脓毒症发生率不高，如出现，则按照原则积极处理。

⑦深静脉血栓形成（DVT）：高龄、手术时间长、下肢固定均可增加血栓形成概率，少数血栓脱落发生肺栓塞甚至猝死。术毕腿部复位时应即刻揉捏，冲洗阶段注意床上活动，鼓励尽早下床，同时检测凝血和 D- 二聚体等变化。

⑧尿失禁：拔管后部分患者出现一过性尿失禁，多为急迫性，1 周到 1 个月内缓解。真性尿失禁则源于外括约肌损伤（发生率 <0.5%），部分病例瘢痕收缩或盆底锻炼数月或更长时间缓解；无法恢复尿控者需行黏膜下注射或人工括约肌修复。

（2）晚期并发症：发生在术后较长时间或出院后的并发症。

①延迟出血：系创面血痂脱落，多见于术后 7 ～ 14 天再次出血，患者返回急诊室接受导尿及冲洗或血块清除。出血严重者循环不稳定或膀胱血块填塞，需输血及再次止血。术后一月内避免便秘或经肛门开塞露通便。

②再次排尿困难：可因尿道狭窄、膀胱颈挛缩、腺体复发所致，尿道造影、超声或内镜探查等可确诊。尿道狭窄及膀胱颈挛缩可扩张或腔内切开；腺体复发严重者行二次治疗（10 年内再手术率约 7%）。

③性功能影响：逆向射精和勃起功能障碍最常见。前者因射精时后尿道关闭机制不良；电切透热也可影响被膜的血管神经，如勃起功能障碍，推荐使用磷酸二酯酶抑制剂。

第二节　经尿道前列腺剜除术

前列腺剜除术原指经耻骨上开放手术，即耻骨上切开、经膀胱以手指分离增生腺体并剜出（图 3-15）。1991 年 Gilling 报道，以钬激光成功完成 BPH 经尿道前列腺剜除术（TUEP），此后各种经尿道的剜除及剜切（TUERP）陆续推出，逐渐成为 BPH 手术治疗方式之一。与开放顺行方式不同，镜下剜除为逆行操作，需施加能量（激光或电能）和（或）推挤剥离腺体。手术指征、术前准备与 TURP 类似。

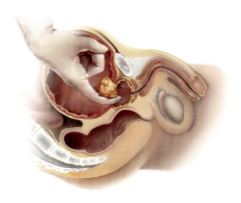

图 3-15　开放前列腺剜除术

一、激光剜除术

经尿道激光前列腺剜除术（transurethral laser enucleation of prostate，TULEP）最初为大功率钬激光，随后出现了多种激光。术式一般以应用激光进行命名，如钬激光剜除术（HoLEP）、铥激光剜除术（ThuLEP）、半导体激光剜除术（DiLEP）等。

1. 激光发生与特点

激光作用组织产生效应取决于不同类型激光的发射方式和固有波长。发射方式有脉冲或连续式，方向为端射或侧射型。固有波长则决定能量吸收的介质类型，如水或血红蛋白（图 3-16）。

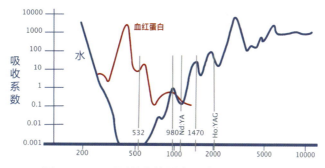

图 3-16　不同激光的波长和组织吸收特点

（1）脉冲式激光：以钬激光为代表，波长 2140nm，强烈水吸收，组织细胞富含水分子，直接接触产生汽化爆破，穿透深度仅 0.5mm。

（2）连续式激光：包括多种半导体激光（如波长 450nm、532nm、980nm 和 1470nm）和铥激光。磷酸钾钛（KTP）激光波长 532nm，在绿色可见光区间，也称为绿激光，血红蛋白吸收。波长 980nm 及 1470nm 激光具有水和血红蛋白双相吸收特点，穿透深度 2.3 ～ 7mm。铥激光（波长 1940 ～ 2103nm）波长与钬激光接近，水吸收。新型蓝激光波长 450nm，血红蛋白吸收，与波长 980nm 激光混用可行剜除。

（3）剥离方式：剜除是在腺体和外科包膜之间建立剥离层面，剥离可利用激光的脉冲爆破或连续汽化效应，结合钝性撬拨，但须掌握支点和力度，注意外括约肌保护。止血时需根据激光特点，如钬激光止血，光纤需略离开再激发（图 3-17）。

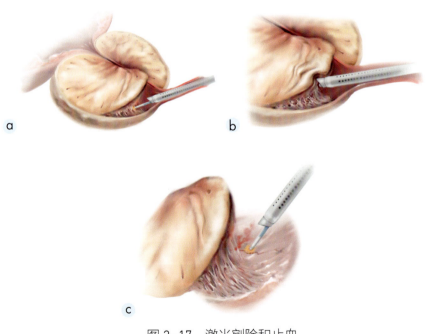

图 3-17　激光剜除和止血
a. 激光剥离；b. 钝性剥离；c. 激光止血

2. 操作步骤

以 HoLEP 的三叶法为例介绍（图 3-18）。

（1）进镜探查：与 TURP 相同，全面探查、确定重要解剖标志。

（2）中叶剜除：于膀胱颈 5 点、7 点起始，沿间沟切开腺体并向远端扩展延长深至包膜，在中叶两侧形成两条纵向标志沟。在精阜近端横向联通，从中叶下方沿包膜向前、整体掀起中叶，最后在膀胱颈处离断，推入膀胱。

（3）侧叶剜除：精阜水平 1 ~ 5 点和 7 ~ 11 点做弧形标记，切开侧叶远端黏膜，从下方已建立的包膜平面向上和外前掀起侧叶，至接近或到达膀胱颈。再于膀胱颈水平 12 点向远端建立纵向标志沟，在精阜水平近侧 1 ~ 2cm 向两侧分开（楔形保留）；继续向外下剥离，与之前间隙汇合，依次离断，两侧叶整体推入膀胱。

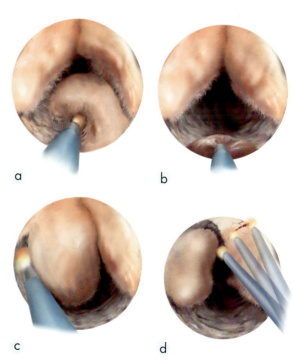

图 3-18　三叶法剜除

a. 剥离中叶；b. 中叶已剜除；c. 剥离右侧叶；d.12 点楔形保留

注意：剥离期间遇出血点或血管，在包膜侧封闭止血效率高。

（4）组织粉碎：观察腺窝无明显残留腺体及出血，更换为硬性肾镜，插入粉碎器刀头，充盈膀胱、粉碎腺叶并吸出体外。建议刀头缺口先向下或侧方负压吸附脱落腺叶，再翻转向上粉碎，避免损伤膀胱壁（图3-19）。

（5）操作收尾：更换为激光镜或电切镜，重新探查膀胱和前列腺腺窝，仔细止血后放置三腔Foley尿管并连接冲洗。

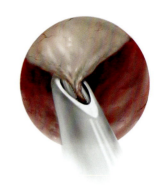

图3-19 组织粉碎

3. 术后处理及并发症

（1）术后处理与TURP相同，观察和冲洗。

（2）并发症及处置：剜除术包膜表面剥离止血效率高，出血或输血低于TURP。迷路是初学者常见问题，即未找对剥离平面，进入腺体失去解剖层次，可发生出血、腺体残留、包膜穿孔或膀胱颈损伤等，严重者损伤直肠。必要时，应及时改为标准TURP。粉碎器使用不当可损伤膀胱壁甚至穿孔或波及周围结构；粉碎时保持膀胱充盈，倒吸正切进行粉碎。术后尿失禁发生率高于TURP，多为一过性，6～8周内改善；真性尿失禁常与12点保留不足或过度撬拨相关。

二、等离子剜除术

经尿道等离子前列腺剜除术（transurethral plasmakinetic enucleation of prostate，TUPEP）采用双极电切设备，配合标准或特殊电极，如电切环、纽扣形电极或剥离型电极等（图3-20）。剥离起点常在精阜两侧，此处距离外科包膜最近。

1. 环形电极剜除或剜切

由刘春晓建立，采用的环状电极比标准电切环略窄小，增加了强度，剥离以推挤撬拨结合切凝为主。

2. 纽扣形电极剜除

由谢立平建立，以纽扣形电极汽化＋推挤剥离，剜除效果良好，与常规电切环互换，可行剜切。

3. 剥离型电极剜除

特制电极，在电切环前多加一层绝缘环作为腺体剥离工具。

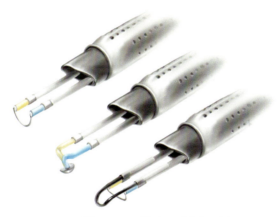

图 3-20　等离子剜除器械

三、各种剜除和剜切方法

除三叶法，剜除术还有两叶法、整块法、隧道法、剥橘法、剜切法等。

1. 两叶法

中叶与一侧叶剥离，再剥离另一侧叶腺体；如果中叶增生不明显，则分别建立 6 点和 12 点标志沟，剥离两侧腺体。

2. 整块法

括约肌水平近侧做标记，由精阜前起始，在各方向整体剥离腺体，不分块。

3. 隧道法

在精阜 5 点或 7 点建立潜行穿隧道直至膀胱颈，以此为标志向其他方向剥离，可分叶或整块剜除。

4. 剥橘法

由夏术阶建立，以铒激光向包膜纵行建立若干标志沟，相邻标志沟之间逐块剜除，因类似剥橘瓣而得名。

5. 剜切法（TUERP）

即剜除和电切相结合，腺体剥离至膀胱颈，不离断，改为电切；切割基本无血，视野清晰，无需粉碎器。

四、小结

TUEP/TUERP 的思路是以内镜逆向模拟 BPH 开放手术的腺体剜除，工具多样但思路相仿，能量为激光或双极，优点包括提前封闭供血血管，视野清晰；去除腺体组织量大于 TURP 等。单纯 TUEP 需组织粉碎器，结合电切的 TUERP，更加经济。

TUEP/TUERP 安全性和有效性的临床验证已接近或达到 TURP，但学习曲线陡峭；需要额外的器械和设备，应具备 TURP 技能以便必要时中转。术后一过性或真性尿失禁比 TURP 突出，需控制撬拨力度和 12 点楔形保留。在熟练基础上，TUEP/TUERP 的腺体体积没有严格上限；反而 <30ml 的 BPH 在选择剜除时需谨慎，这类病例术后并发症较 TURP 更多，尤其是尿失禁。

第三节 经尿道前列腺汽化术

汽化是组织局部温度快速升高到100℃，细胞内水分迅速从液态转为气态，发生膨胀破裂的效应。经尿道前列腺汽化术（transurethral vaporization of prostate，TUVP）即利用此原理，能量有电或激光。

一、电能汽化

电能汽化以面接触替代点线切割，功率高于TURP。内镜及设备与TURP相同，汽化电极有滚轮形、球形、纽扣形等，操作由表及里逐步向深方推进（图3-21）。汽化既可独立应用，也可与TURP结合进行创面平整和止血。

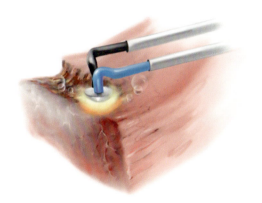

图3-21 电能汽化

二、激光汽化

激光汽化种类有绿激光、铥激光和蓝激光等，效果优，出血少，带管时间短，适于需持续抗凝或手术高危的病例。

1. 绿激光前列腺汽化术

又称光选择性前列腺汽化术（photoselective vaporization of prostate，PVP）。

532nm 绿色可见光波段，血红蛋白吸收强烈，透热深度 1 ~ 2mm。因腺体血运丰富而包膜血管少，汽化效应不同，故称光选择性。汽化效果与功率正相关，120 ~ 180W 可治疗 80 ~ 100ml 的大体积腺体。

（1）设备及器材：激光膀胱镜；绿激光器（附双控脚踏）；侧射光纤（7Fr，金属护帽，配置指示光和液冷夹层，提升安全性和使用时长）。

（2）操作：依指示光引导，持续旋转光纤，匀速扫描汽化，腺体呈"树叶焚烧"状并产生明显气泡。膀胱颈 5 ~ 7 点起始，由近向远、由浅到深扩大腔隙，包膜汽化效应下降。最终使腺窝呈类似电切的开放状，24 小时可拔管（图 3-22）。

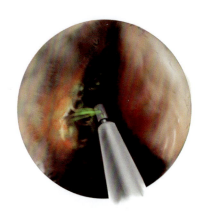

图 3-22　绿激光汽化

注意：部分光纤附加手持旋钮，有效协助光纤转动。建议医生佩戴护目镜。高功率持续照射仍可损伤包膜；邻近括约肌和膀胱颈时适当降低功率。

2. 铥激光前列腺汽化术

波长 1940nm 或 2013nm，完全水吸收。

（1）设备与器材：激光电切镜，120 ～ 150W 铥激光器，直出型光纤（365/ 550μm）。

（2）操作：以工作把手控制光纤伸缩。精阜水平标记，从膀胱颈至精阜 5 点和 7 点汽化，建立标志沟。以"剥鳞"式弧形片状汽化，去除中叶和侧叶，部分细小组织块可通过镜鞘冲出体外。

3. 蓝激光前列腺汽化术

波长 450nm，血红蛋白吸收。

（1）设备及器材：激光电切镜或专用内镜套件，蓝激光激光器（额定功率 200W，部分设备并入 980nm 激光提升止血效果），直出或侧出型光纤。

（2）操作：侧出型光纤的操作类似绿激光扫描；直出型采取逆行方式，从精阜向膀胱颈推进，直接汽化。

三、小结

TUVP 操作相对简单，出血少，几乎无需膀胱冲洗，带尿管时间明显短于 TURP 或 TUEP；然而，去除组织效率或腺体减容不如 TURP 或 TUEP，倾向于选择腺体不大或高危患者。电能汽化因透热深、组织脱水碳化，初始表现好、后期变弱，需提高功率。激光汽化透热浅，效果与功率成正比。绿激光可治疗更大的腺体；蓝激光初步反馈良好，临床数据正在积累中。铥激光汽化面易出现黑褐色焦痂，虽不妨碍进一步汽化，但增加包膜辨认难度。

第四节　前列腺疾病的经尿道微创治疗

微创治疗属于非切除性的外科治疗，通过能量或理化作用达到治疗目标，对象包括 BPH、慢性前列腺炎和前列腺癌的部分病例。微创治疗因操作简单、侵入性低、全身干扰小，适用范围较宽，尤其适用于高危患者，常为日间方式。

一、切开术

经尿道前列腺切开术（Transurethral Incision of Prostate ，TUIP）也称为膀胱颈切开术，利用电切或激光切开前列腺与膀胱颈的交界处，松解膀胱出口，降低排尿阻力。

1. 适用范围

适用于 BPH 腺体 30ml 且中叶增生不明显、TURP 高危者或经尿道手术后膀胱颈挛缩患者。评估和准备与 TURP 相同。

2. 操作步骤

全身麻醉或脊柱麻醉，截石位。探查后，以针状或环状电极自双侧输尿管开口下方向膀胱颈全层切开，直至显露脂肪；继续向远侧沿前列腺 5 点和 7 点切开至精阜前方，深达包膜。也可沿膀胱颈 6 点直接切开直至精阜（图 3-23）。止血退镜后放置尿管，几乎不用冲洗，24 ～ 48 小时拔除。

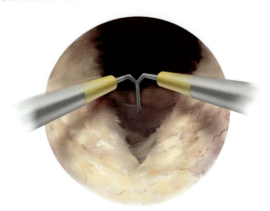

图 3-23　TUIP

3. 治疗效果

选择适合的前提下，TUIP 可达到 TURP 一致的效果，手术时间短，并发症少，性功能影响小。单纯切开，缺少组织做病理分析。

二、消融术

经尿道前列腺消融术（transurethral ablation of prostate）是以热能、机械能或化学药物等使 BPH 的腺体细胞死亡、组织破坏或直接破碎而达到减容的效果。

1. 热消融

热消融也称热疗，以高温使组织细胞变性坏死并被吸收，恢复后尿道通畅。

（1）微波热疗（transurethral micowave therapy，TUMT）：特制尿管的内置天线将高能微波热能传递给前列腺组织，可门诊局部麻醉下进行，尿道表面冷却以避免损伤黏膜，温度超过 45℃，持续 30 ～ 60 分钟（图 3-24）。如温度超过 70℃，可产生成腔效应，但需镇静或其他麻醉。

热疗 + 扩张（transurethral thermodilation，TUTD）：即微波与后尿道扩张相结合，加热同时以球囊导管扩张，尿道表面冷却，门诊局部麻醉下施行。

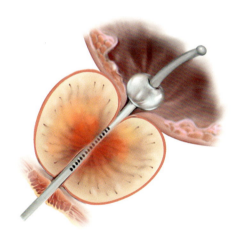

图 3-24　微波热疗

（2）射频消融：因施加射频（RF）常以针状探针插入组织，也称为经尿道针式消融（transuretural needle ablation，TUNA）。内镜指导下，插入增生腺体的探针局部加温超过 80 ～ 100℃，每次穿刺施加周期为 3 ～ 5 分钟，形成椭球形透热凝固区（图 3-25）。穿刺针数需根据腺体大小，中叶消融要注意深度，避免波及直肠。平均治疗时间为 30 ～ 60 分钟，可在局部麻醉 + 镇静或区域阻滞麻醉下实施。

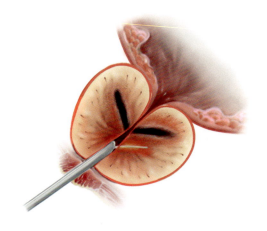

图 3-25　射频消融

（3）水蒸气热疗（Rezūm）：利用 RF 产生高温水蒸气，通过特制置入器注射到前列腺移行带（图 3-26）。水蒸气温度 103℃，每次喷射 9 秒，形成 1.5 ～ 2cm 的球形消融区（MRI 或病理证实）。可根据腺体大小多次穿刺注射。

（4）热消融治疗小结

TUMT 和 TUNA 作用方式为热传导，需较长的治疗时间，腺体不宜超过 60 ～ 80ml。术后 LUTS 和 Qmax 改善，严重血尿约 1%；尿潴留也有发生，1 ～ 5 年再治疗率为 14% ～ 20%。Rezūm 以对流方式释能，能级虽低，但治疗时间更短且不易损伤周围组织。热消融属于非即刻减容，局部炎症水肿消退和腺体萎缩需数周或更长，带管 1 ～ 2 周，1 ～ 2 月起效，对性功能影响很小。

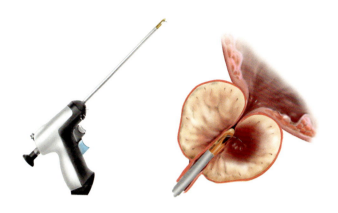

图 3-26　水蒸气热疗

2. 化学消融

药物或化学物直接注射，促使细胞凋亡或坏死以减小腺体容量。注射途径可经直肠、会阴或尿道，此处仅介绍经尿道方式。

（1）经尿道前列腺乙醇消融术（transurethral ethanol ablation of prostate，TEAP）：应用早，注射药物为 95% ~ 98% 的无水乙醇，经济简便，临床效果与早期热消融类似（图 3-27）。注射需远离膀胱颈和括约肌，术后带管平均 7 天，小型研究的效果良好。

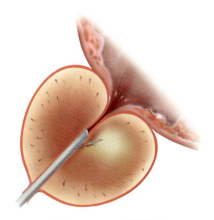

图 3-27　乙醇消融

（2）其他注射物：包括 NX-1207、PRX302 和肉毒杆菌神经毒素 A，尚处于试验阶段。蛋白质 NX-1207 通过选择性诱导凋亡降低前列腺体积。PRX302 是基因修饰的重组蛋白，被腺体特有活性的前列腺特异性抗原（PSA）选择性激活，仅腺体细胞死亡，不损害邻近组织。除针对 BPH，此两种药物还在低级别局限性前列腺癌中应用。BoNT-A 通过调节神经肌肉节点的神经递质活性发挥功能。

3. 水消融

水消融（oquablation）也称为实时超声指导和机器人辅助的 BPH 微创治疗，在智能控制下，以接近声速的高速水束脉冲式喷射前列腺组织，使之破碎消融，但不破坏动脉、不产热（图 3-28）。

（1）器材：包括主控系统、24Fr 机器人手柄、经直肠双平面 B 超、膀胱镜和电切镜等。

（2）操作：全身麻醉或椎管内麻醉，截石位。直肠内放置双平面 B 超探头，机器人手柄插入光学视管，直视下送入膀胱，随后与主控系统连接。B 超测量设定消融范围、深度（最大 25mm）和角度（最大 225°），启动高速水束，摆动喷射，手柄从膀胱颈逐渐移动至精阜前方，消融深度和方位自动调节。破碎组织细小，经手柄侧孔吸出。最后，电切镜或三腔尿管压迫止血。

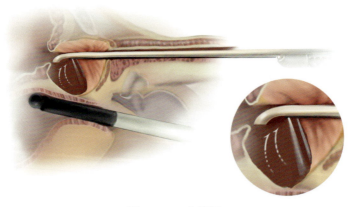

图 3-28　水消融

（3）效果：适用于腺体＜ 80 ～ 100ml、无尿潴留的病例。原理上，减容效果好于其他消融术。具有操作时间短，可保护性功能，无热损伤，可获取病理，操作自动化等优点，可能需要额外止血，冲洗 2 ～ 3 小时，术后 1 ～ 2 天出院，平均 4 天拔除尿管。小规模研究近期疗效好。

三、物理性牵张

针对 BPH 的后尿道以机械方式进行扩张、支撑、牵拉或塑形，作用在突入尿道的腺体，无整体减容。

1. 水囊扩开

水囊扩开也称为经尿道柱状水囊前列腺扩开（transurethral column water balloon dilation of prostate）。单纯水囊扩张早已有之，因疗效差已少有应用；郭应禄等对单纯扩张进行改良，利用柱状水囊扩裂部分腺体，达到后尿道通畅的目的（图 3-29）。

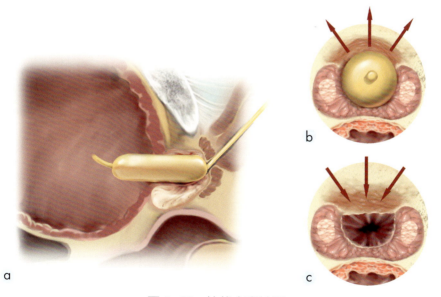

图 3-29　柱状水囊扩开
a. 导管扩张；b. 前联合扩裂；c. 回填形成组织垫

（1）器材：特制球囊扩开导管、加压泵、膀胱镜和电切镜等。导管质地硬，头端下两个重叠球囊（外囊和内囊），附带定位突协助放置。

（2）操作：全身或椎管内麻醉，截石位。测量后尿道，选择导管。左手示指直肠内辅助插管，触及定位突后回撤导管1～1.5cm。内囊和外囊依次注水至3.0大气压（atm），前联合薄弱、全层裂开，血块或脂肪填入形成组织垫，维持后尿道呈扩开状。5分钟后抽净水囊，撤出导管，电切镜止血。

（3）效果：主要针对手术高危的BPH患者。水囊直径大，放置需准确，避免损伤括约肌。前联合扩裂后，需内镜止血和膀胱冲洗。术后带管3～7天。

2. 腔内支架

物理支撑以解除梗阻，支架可临时放置或永久留置；材质以镍钛记忆合金为主，具有低温塑形、体温下复原的特点。支架为单丝编织，紧密螺旋或网状，可带锚定装置和（或）覆膜（图3-30），以网状支架为例介绍。

（1）器材：预装支架的植入器、硬性膀胱镜。

（2）操作：局部麻醉或联用镇静，截石位。膀胱镜准确测量后尿道长度，选取合适支架。光学视管插入植入器，直视下进入尿道，膀胱颈处向后撤1～1.5cm，扣动扳机，边后退边释放。过程中注入热水，促使支架膨胀。

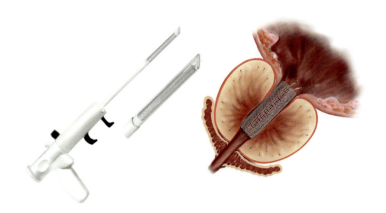

图3-30　前列腺支架

（3）效果：适用于手术高危患者，放置后即刻排尿，无需带尿管，短期内 IPSS 和 Qmax 改善。常见不良反应为尿路刺激、疼痛、感染等；小腺体，支架容易移位或脱落。镍钛合金组织相容性虽好，成石、组织增生阻塞管腔仍有发生，必要时激光或电切清理。如需取出支架，镜下以异物钳牵拉下缘使其松散，以单丝拉出；注入冰水更有助于取出。如困难，可用激光切断金属丝再取出。强行拖拽可损伤尿道或括约肌。

3. 侧叶牵开（prostatic urolift，PUL）

侧叶牵开也称前列腺尿道悬扩术，即利用植入体将腺体两侧叶牵开，达到后尿道畅通（图 3-31）。

（1）器材：硬性膀胱尿道镜、预置植入体的植入器。植入体由一段不可吸收缝线连接两端短棒状的金属护耳组成，尿道侧为镍钛合金、包膜侧为不锈钢；释放后呈"工字形"向外牵开。

（2）操作：膀胱镜探查，排除中叶梗阻，保留镜鞘。沿镜鞘插入植入器，直视下旋转，于膀胱颈下方 1.5cm 处、2 点位向外推挤左侧叶；扣动按键，使不锈钢护耳贯穿侧叶至包膜外。向中线略回移，见缝线标记再扣按键，释放尿道侧护耳并切断缝线。更换植入器，对侧 10 点位牵开右侧叶。根据体积，对称性放置植入体。

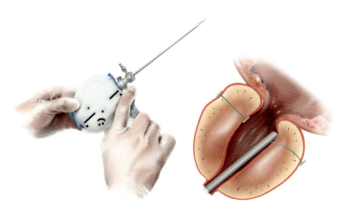

图 3-31　侧叶牵开

（3）效果：适用于无梗阻性中叶、腺体小于 100ml、无尿潴留的病例。局部麻醉下操作，即刻牵开，对尿道干扰小，多无需带尿管，性功能影响小。理论上存在再次治疗可能，有外侧护耳未穿透包膜的报告。

4. 尿道塑形

利用临时性镍钛合金植入装置（temporary implantable nitinol device，TIND）对增生腺体组织压迫，重新塑形后尿道恢复通畅，以二代产品 iTIND 介绍。

（1）器材：iTIND 由三支镍钛合金丝编织的撑杆和外置保护鞘的植入推送器（14Fr）组成。撑杆前部呈开口型，后侧聚拢，形似郁金香花瓣。有锚定叶片，尾端附着尼龙牵引丝线。

（2）植入与取出：局部麻醉 + 镇静，截石位。探查后充盈膀胱，植入器经镜鞘放入膀胱并释放 iTIND。直视下向外牵拉使三支撑杆置于膀胱颈下精阜头侧，方向分别为 12、5、7 点位，后尿道锚定叶片调整于 6 点位（图 3-32）。随后撤出保护鞘，牵引线导出尿道外口并剪断。排空膀胱、无需置管。5 ～ 7 天后返回，局部麻醉下膀胱镜下以异物钳夹尼龙线拖出尿道口，顺行置入鞘管收拢撑杆后取出。

（3）效果：iTIND 操作简易，植入后 5 天撑杆达最大扩张进而压迫、侵蚀造成局部缺血性坏死，形成纵向通道。主要针对性活跃、生活质量要求高的 BPH 患者，腺体小于 60ml。不适用于有前列腺手术史、中叶增生明显、合并膀胱结石或尿道狭窄者。

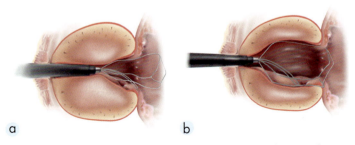

a   b

图 3-32 二代临时性镍钛合金植入装置（iTIND）
a. 准备放置；b. 置入到位

四、前列腺炎和前列腺癌的微创治疗

除了 BPH，微创治疗在部分慢性前列腺炎（CP）和前列腺癌（PCa）病例中有报告，多为小型研究，临床应用有限。

1. CP

微创治疗可针对 Ⅲ a 和 Ⅲ b 型、药物治疗效果不佳者，包括 TUMT 和 TUNA。TUMT 局部麻醉下门诊进行，尿道黏膜冷却下治疗温度可达 55 ～ 70℃，持续 28 ～ 30 分钟。TUNA 需局部麻醉 + 镇静，因 CP 腺体不大，每侧多仅穿刺一针，缓慢升温至中心 90 ～ 100℃，维持 3 分钟。临床研究显示，热疗可改善症状和疼痛评分，TUMT 对性功能和精液质量无显著影响。

2. PCa

局限性 PCa 中已有多种聚焦性治疗（focal therapy）应用，主要为经直肠或会阴途径，如冷冻、高能聚焦超声（HIFU）、聚焦激光消融（FLA）、纳米刀和光动能治疗等。经尿道超声消融术（transurethral ultrasound ablation，TULSA）是近来报告的新方法，类似于在 MRI 指导下 HIFU（图 3-33）。

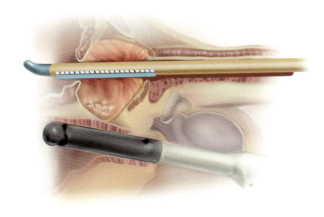

图 3-33 局限性前列腺癌经尿道超声消融

（1）器材：核磁共振仪（MRI）、超声施加器（applicator）、机器人辅助手臂、控制主机、冷却泵等。超声施加器为多阵列超声探头，插入段嵌合 10 个线阵晶片，定向发射高能超声波；冷却泵提供尿道和直肠表面保护。

（2）操作：先行膀胱穿刺造瘘、引流尿液。施加器插入尿道后与机器辅助手臂连接，发射部置于后尿道。同步 MRI 扫描，主机设定消融靶区，保留尿道及前列腺尖部 3mm 安全距离。启动后，机器人手臂自动控制施加器移动，靶区中心温度保持 55℃；每 5～6 秒间隔 MRI 扫描，监测消融热区。

（3）效果：临床资料显示腺体平均 40ml，手术时间约 240 分钟，消融 50 分钟左右。当天或隔夜出院，平均 17 天拔除膀胱造瘘管恢复排尿。Ⅱ级以上并发症少，如感染、尿道狭窄等。多数患者保持性功能，尿失禁 <1%；术后 1 年穿刺活检，65% 无残留肿瘤，总获益率 78%。

五、经尿道手术与微创治疗对比

BPH 在经尿道外科技术方面应用最广，虽然种类繁多、方式各异，却又殊途同归。依治疗理念，经尿道 BPH 治疗大致分为两类：减容和非减容。前者以 TURP 和剜除术为代表，证据充分、效果可靠；新型的激光汽化前景良好。消融也可纳入减容范畴，甚至包含非经尿道操作，如介入性的前列腺动脉栓塞术（prostatic artery embolization，PAE）。与减容相对，非减容性微创治疗追求局部重构后尿道，兼顾更小侵入，如扩张、牵张、塑形等。和尽量减容为目的的手术相比，大多数微创治疗更适于手术耐受性差和（或）生活质量要求高的病例。

部分前列腺炎和前列腺癌病例也采取经尿道方式的探索，因病变的特殊性，应用范围相对严格或仅限于试验性范畴。

第四章
膀胱肿瘤的经尿道手术

膀胱肿瘤（bladder tumor，BT）是常见的尿路系统肿瘤，起源于黏膜上皮，绝大部分为恶性；尿路上皮癌（urothelial cancer，UC）最常见，占恶性肿瘤的 90% ~ 95%。膀胱尿路上皮癌简称膀胱癌（bladder cancer，BC），临床上以是否侵犯肌层分为非肌层浸润性膀胱癌（non-muscle invasive bladder cancer，NMIBC）和肌层浸润性膀胱癌（muscle invasive bladder cancer，MIBC）。初发者中约 75% 未发生肌层侵犯，局部切除疗效良好。经尿道膀胱肿瘤切除术（transurethral resection of bladder tumor，TURBT）是 NMIBC 的主流术式，由 TURP 扩展而来；激光等的加入，丰富了其他形式的肿瘤去除应用。

第一节　经尿道膀胱肿瘤切除术

BC 与其他实体瘤的诊疗相仿，依赖于病灶的肿瘤类型、范围和影响，外科治疗则遵循肿瘤分期（tumor，nodes & metastasis staging，TNM staging）。TURBT 是 NMIBC 治疗的标准方式，在去除瘤体的同时还能确定肿瘤性质、类型、分级和分期，兼具治疗和诊断作用。

一、膀胱肿瘤的评估

膀胱癌（BC）以无痛性血尿或影像学发现为主要表现，需经病史采集、双合诊、影像学（B超、IVP、CT和/或MRI）和尿脱落细胞学等评估及确认，同时了解肿瘤的大小、位置、数目、性质、波及范围以及对上尿路的影响等；血常规，尿常规，生化，凝血功能，心、肺、脑等脏器功能等为常规评价。膀胱镜探查＋活检是诊断的"金标准"，除了硬性和软性膀胱镜，气体替代液体的气膀胱镜（air cystoscopy）结合NBI也有报告，可避免血尿干扰，提高检出率。

BC瘤体本身的分期和分级（T & G）与预后紧密相关，笼统地说，浸润越深（T）和细胞恶性程度越高（G），临床风险越高。对TURBT而言，T对治疗选择的影响更加直接（表4-1与图4-1）。

表4-1　BC的T分期

分期	深度
T0	无原发肿瘤
Tis	原位癌，局限于黏膜内的扁平肿瘤
Ta	局限于黏膜内的乳头状瘤
T1	侵及黏膜下结缔组织
T2	侵及肌层
T2a	侵及浅肌层（＜1/2）
T2b	侵及深肌层（＞1/2）
T3	侵及膀胱周围组织
T3a	镜下可见侵犯
T3b	大体可见侵犯
T4	侵及周围器官和结构
T4a	侵及前列腺、精囊、子宫或阴道
T4b	侵及盆壁或腹壁

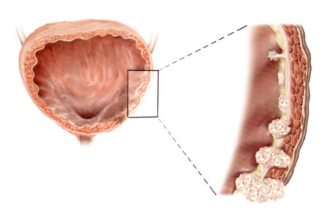

图 4-1 不同分期的膀胱癌

注意：既往，BC 曾分为浅表型和浸润型。现已统一分为 NMIBC 和 MIBC，浸润或侵犯指的是侵及膀胱肌层。

二、适应证和禁忌证

依据手术意图，TURBT 分为初次和二次（2nd–TURBT）。前者是指发现肿瘤、直接采取经尿道切除的手术，不论肿瘤为新发还是复发；后者则是在初次切除的效果有疑问的情况下，短期内实施的巩固性或确认性的再次切除。理论上，TURBT 应依赖 T 分期（即 ≤ T1），然而，即使已行膀胱镜活检，TURBT 前的 T 仍属于临床分期（cT），只有完成 TURBT 后才称为病理分期（pT）。因此，术前术后的 T 有可能变化，存疑的病例需接受 2nd–TURBT。

1. 初次 TURBT 的适应证
（1）临床发现膀胱肿瘤。
（2）确认膀胱肿瘤的病理、分期和分级。
（3）活检证实 NMIBC 的治疗性切除。
（4）部分 MIBC（≥ T2）的姑息性治疗。

2. TURBT 的禁忌证
（1）严重心、肺、脑功能不全，难以耐受麻醉。

（2）未控制的尿路感染。

（3）凝血功能障碍或无法停止抗凝治疗。

（4）严重、未控制的血尿。

（5）瘤体过大，镜下难以处理。

3. 2nd-TURBT 的指征

（1）初次 TURBT 可疑肿瘤残留。

（2）切除样本中病理未见肌层。

（3）病理报告虽为 T1，但 G 为高级别。

（4）时机和范围：初次 TURBT 术后 2～6 周实施；切除要包括上次原发灶范围。

三、操作步骤

通常，膀胱肿瘤虽比前列腺增生的切除范围小，但二者在结构和毗邻均不同，恶性肿瘤的切除要求也远高于良性病变。TURBT 操作以 TURP 为基础，是否成功应确定病变危险因素，如肿瘤数量（单发、多发）、大小、结构（珊瑚状、结节状、乳头状、扁平状、混合状）、位置（体部、侧壁、顶部、三角区、邻近输尿管开口）、是否合并 Tis、初发 / 复发、临床分期等。

1. TURBT 的目标

（1）切除所有可见的肿瘤和异常表现。

（2）取得足够的样本行病理分析，确认 pT 和 pG。

（3）必要时多点活检除外原位癌。

2. 准备

器械、设备（单极或双极）、麻醉、体位、消毒、进镜等与 TURP 相同。

3. TURBT 的步骤和要点

（1）全面探查：膀胱肿瘤具有多发特点，务必先全面探查，包括膀胱各壁、三角区、输尿管开口、后尿道等。窄谱成像（NBI）或其他影像后处理技术有助于发现难于辨识的扁平型肿瘤。

注意：如发现输尿管开口喷血，应考虑合并上尿路肿瘤的可能。

（2）切除与止血：切除和电凝主要使用 TURP 的平切和弧形切割，范围包括瘤体、基底和周边组织（图 4-2）。切除可分层次进行，先去除瘤冠，再切除基底（需带有肌层），然后切除距瘤缘 5mm 左右的膀胱组织。电凝止血除关注出血点，切缘和基底也需仔细止血。

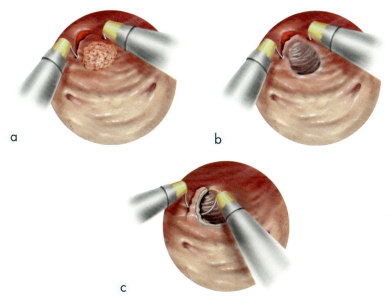

图 4-2 经尿道膀胱肿瘤切除术
a. 切除瘤冠；b. 切除基底；c. 扩大切缘

注意：①切除处理较大瘤冠时，供血血管常回缩，难于止血，需迅速切除瘤冠，显露基底供血血管，才能有效止血。
②对部分 T2-T3 肿瘤病例，TURBT 仅为姑息性。T2 肿瘤切除深度应达全层，T3 肿瘤切除达肌层即可，目的是减瘤和止血。

4. 特定肿瘤的切除方法

（1）乳头状肿瘤：此型肿瘤基底细，血供不丰富。瘤体小者，电切环置瘤蒂后方回拉，可整块切除。瘤体大者，可采用分次切除：由浅及深分层切除，直至切除瘤蒂和基底（图4-3）。

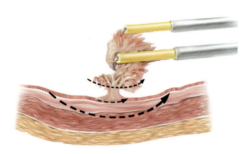

图 4-3　乳头状肿瘤切除

（2）宽基底肿瘤：此型肿瘤浸润性倾向高，切除范围和深度须根据手术目的进行选择，如仅为获取病理（定性）、印证肌层侵犯（够深），如 Ta-T1 肿瘤的彻底切除（够深和够广）；或不接受全膀胱切除的姑息性切除，如 T2 肿瘤全层切除（图4-4）。

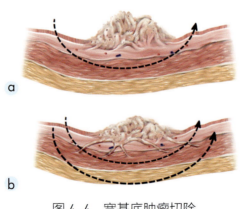

图 4-4　宽基底肿瘤切除
a.Ta-T1；b.T2

（3）憩室内肿瘤：需结合膀胱憩室开口大小和位置，电切镜伸入或切开部分憩室开口显露肿瘤。憩室缺失肌层，内部肿瘤需全层切除，显露周围脂肪（图 4-5）。

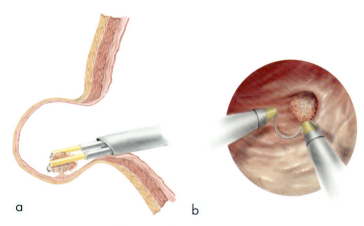

图 4-5　憩室内肿瘤切除
a. 侧面观；b. 腔内观

（4）侧壁肿瘤：膀胱两侧外下有闭孔神经通过，电切易引发闭孔反射（大腿内收肌迅速收缩），导致膀胱穿孔甚至损伤大血管；电凝不会引发。神经反射与其和电流强度及二者之间的距离呈反比，因此，控制膀胱充盈状态或快速间断施加有助于降低反射的发生，如采取探查后排空膀胱后注水时及时切除或快速点触脚踏切除。

神经阻滞是直接封闭，具体操作如下：特制针体绝缘的穿持针，针尾接连续低压电极，于耻骨结节下外各 1.5cm 穿刺，诱发反射检测神经位置，局部注射 1% 利多卡因 10ml，阻滞成功率 60% ～ 90%（图 4-6）。

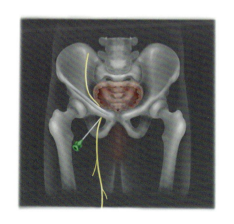

图 4-6　闭孔神经阻滞

四、术后处理、并发症及对策

1. 术后处理

术后处理与 TURP 基本相同。多数膀胱肿瘤的瘤体不大，切除完全，止血彻底，放置三腔尿管，不一定冲洗，注意观察尿液颜色，适当应用抗生素。NMIBC 术后 24 小时内行即刻灌注化疗或卡介苗（BCG），尿管 2 ～ 5 天内拔除。如术中发生穿孔，灌注和拔管可适当延后。

术中所见和最终病理结果是术后诊疗的主要依据：包括灌注 + 严密随访（影像、尿脱落细胞学和膀胱镜等）、2nd-TURBT、根治性切除或综合性治疗等。

2. TURBT 并发症及对策

（1）出血：严重出血约 1% ～ 4%，与抗凝药广泛应用、瘤体大和膀胱穿孔等相关，关键在于术中全面仔细止血。如发生血块填塞，需急诊清除血块，必要时再次止血。

（2）膀胱穿孔：为 TURBT 第二常见并发症，与操作者经验、膀胱充盈度、肿瘤位置和膀胱壁厚度（女性和低 BMI）有关，侧壁肿瘤更易发生。如术中发现，可有效控制穿孔大小、尿外渗等，肿瘤种植与穿孔关联不显著。腹膜外型穿孔，仍可尽快完成操作，延迟拔管，促进愈合。腹膜内型穿孔，不一定立即修补，对无肠管损伤、手术时间短的，观察变化、必要引流和延长导尿即可；如有腹膜炎表现，则需及时完善检查，引流或手术修补（图 4-7）。

（3）输尿管梗阻：紧邻输尿管开口的肿瘤切除后，可能出现狭窄进而引起上尿路梗阻。输尿管开口单纯电切很少狭窄，电凝则影响大，必要时预置支架。有狭窄可能的，应积极随访及早发现，避免影响肾功能。

（4）少见的心肺并发症：深静脉血栓形成 / 肺栓塞、呼吸功能衰竭和心肌梗死也偶有发生，按照相关原则进行诊断和处置。

（5）术后复发：TURBT 保留器官，肿瘤复发或进展不少见，多集中在术后 1 ～ 2 年，即刻和（或）维持性膀胱灌注有助于降低复发概率。严密随访对及时发现复发、合理干预至关重要。

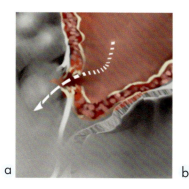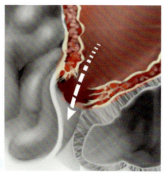

图 4-7 膀胱穿孔
a. 腹膜内型；b. 腹膜外型

第二节 膀胱肿瘤的其他经尿道术式

TURBT 是经尿道经典手术之一，也是 NMIBC 治疗的"金标准"。在科技不断进步的背景下，诊疗理念、器械设备和切除方式不断演化，出现了多种新型肿瘤去除方式，在临床上得以应用和验证。

一、电灼和汽化

经尿道膀胱肿瘤电灼和汽化（fulguration & vaporization）是以电凝或激光局部凝固或汽化肿瘤组织，简单、快速。

1. 适用范围

适用于单发性、浅表性、瘤体不大的肿瘤，例如已确诊的微小型 NMIBC 或术后随访时的局部微小复发；一些明确的低级别多发小型肿瘤也采取汽化结合 TURBT 的方式。

2. 操作方法

探查膀胱并确定肿瘤位置后，以电极或光纤对肿瘤及其周边 5 ～ 10mm 施加能量，使其瘤体和周围黏膜充分变性凝固或汽化。汽化有时也用于姑息性病例，以纽扣形双极电极大面积烧灼汽化，提高效率。

3. 术后处理

除姑息性病例，凝固或汽化的病变小、局限，术后无须带管或冲洗，常规灌注及复查随访。

二、整块切除

虽然 TURBT 地位稳固，但需将瘤体切碎再取出，理论上有悖于无瘤原则。同时，电切或电凝可致组织细胞变性，切除深度难于统一控制，对后续病理分析构成挑战。经尿道膀胱肿瘤整块切除（enbloc resection）是指从膀胱肌层或更深的层面将肿瘤一次性完整切除，因此在肿瘤学控制和准确诊断上意义积极，近年来针对单发性肿瘤得到更多应用。

1. 电外科方式

（1）整块电切：探查并确定肿瘤后标记切除范围，按照术者偏好选择电极，如为电切环，可伸到肿瘤后方弧形切割，直接整块切除（图 4-8）；如为针状电极，先从肿瘤近侧标记线切开黏膜和肌层，向前逆行逐渐深入肿瘤基底下方，再切开两侧并在瘤体后方汇合。

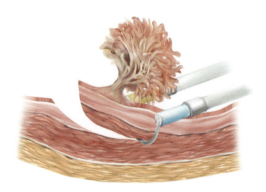

图 4-8　整块电切

（2）海博刀（也称 Hybrid Knife）：俗称水刀，是一种单极电刀与黏膜下注水相结合的切除方式。水刀为内嵌微细金属管型的、可弯性单极电刀，Fr7，可通过激光膀胱镜工作通道；金属管直径 120μm，兼具喷射高压水束和电刀作用。操作时，首先标记切除范围，再以金属管在瘤体周围黏膜喷射水束，形成黏膜下水垫抬高瘤体，随后管型电刀环形切开黏膜及肿瘤基底。剥离和切除时还可随时注射，如遇出血便直接电凝（图 4-9）。在管型刀头切削不便时，先分离瘤体，再更换电切镜完整切除。因注射形成水垫，侧壁肿瘤切除时的闭孔反射明显减少。

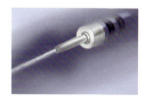
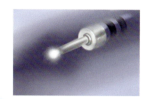

a

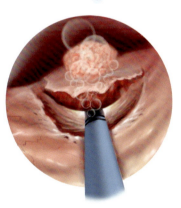

b

图 4-9　Hybrid Knife
a. 喷射水束及电做功；b. 切除肿瘤

2. 激光方式

钬激光、铥激光和绿激光等均有应用。

（1）器械设备：激光镜和激光器，电切式激光镜，操控更有效。激光切割精准，无闭孔反射，出血轻微。钬激光为脉冲性，参数设置 0.8 ～ 1.0J、20 ～ 30Hz，按需调整。铥激光和绿激光为连续性，切割和汽化良好。

（2）操作步骤：标记切除范围，于肿瘤近侧 5 ～ 10mm 处切开黏膜至肌层，潜行掀起瘤冠后切开两侧并于后方汇合（图 4-10）。如必要，基底可单独取标本。

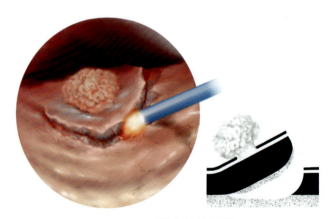

图 4-10　激光整块切除

注意：如瘤体较大，可先靠近基底、汽化部分瘤冠，显露瘤蒂根部再标记和切除。

3. 瘤体取出

整块切除的瘤体，最大报告达 7cm。取出时可采取如下方式。

（1）瘤体较小者，直接从镜鞘冲出或吸出。

（2）瘤体较大者，以电切环夹持，与镜鞘一同取出；或者更换为标准肾镜，取物钳抓持一并取出。

（3）瘤体超过 3cm，难以直接通过尿道，可预先在体内进行分割、分次取出；或者使用组织粉碎器。

三、软镜切除术

软性膀胱镜（flexible cystoscope，fCYS）在膀胱肿瘤中主要承担诊断作用，电子软镜（digital fCYS，dfCYS）可叠加信号再处理功能，如 NBI，提高扁平肿瘤的诊断率。王东文等以 dfCYS 结合 NBI 和激光，成功报告 NMIBC 的切除术。

1. 器械设备

dfCYS，具备 NBI 功能的影像系统，钬激光或铥激光，200 ～ 365μm 光纤。

2. 操作步骤

椎管内麻醉或全身麻醉，截石位，白光结合 NBI 探查、确定肿瘤。dfCYS 伸直插入光纤，转向肿瘤围绕标记。从近侧 5 ～ 10mm 处切开黏膜，向下方潜行、超越瘤蒂，预封闭供血血管。再切开肿瘤两侧，在后侧汇合完成整块切除（图 4-11）。

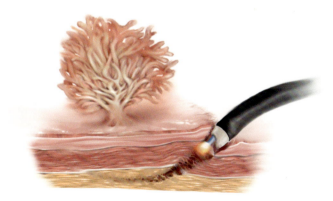

图 4-11　软性膀胱镜切除肿瘤

注意：如瘤体大，可先潜行封闭基底血管，利用取石网篮抓取减小瘤冠，再以软镜切除。

四、小结

　　无论是 TURBT 还是非 TURBT 方式，肿瘤切除的原则相同。针对小型、单发、浅表的肿瘤复发等低危病例，单纯电凝和汽化简单快速，而整块切除在完整去除病灶的同时，兼顾到准确的病理分析和优化的肿瘤学控制。术中应用数字化技术（如电子软镜的 NBI）有助于在肿瘤切除术中发现隐匿病变。非 TURBT 方式实施时常需要专用器械和设备，也有相应的学习曲线；同时，建议在掌握 TURBT 操作的基础上开展。

第五章
其他类型的经尿道外科技术

TURP 建立后，经尿道外科技术的主要治疗对象为 BPH、膀胱肿瘤和尿道狭窄。在技术成熟和设备进步的基础上，现阶段的经尿道技术的适应证已有更大拓展，向着膀胱输尿管连接部、全下尿路和远端男性生殖道延伸。

第一节 输尿管膀胱连接部的经尿道手术

输尿管末端或输尿管与膀胱连接部（UVJ）是上下尿路的交汇点，经由尿道途径，对于此部位的病变和操作简单直接，可针对部分先天性和后天性疾病进行治疗。

一、输尿管末端狭窄

输尿管狭窄见于输尿管任何部位，原因可为先天性，但医源性更为常见，UVJ 狭窄可纳入输尿管狭窄范畴。输尿管狭窄的腔内治疗已有介绍（见《输尿管镜篇》），经尿道方式可处理 UVJ 及其附近的狭窄，病例选择需谨慎。

1. 狭窄原因

先天性狭窄中典型代表为巨输尿管症（megaureter），女性多见，表现为输尿管全程扩张和（或）合并不同程度的肾积水，可伴重复肾畸形，为 UVJ 输尿管壁肌肉或神经发育不良导致蠕动功能不良或丧失所致。医源性狭窄来源于手术、放疗等。

2. 经尿道途径的球囊扩张

椎管内麻醉或全身麻醉，截石位，膀胱镜或半硬性输尿管镜探查并确认患侧输尿管开口。建议放置双导丝，直视或 X 线监视下沿工作导丝推送球囊导管，球囊部位于狭窄处。球囊加压，监视其完全膨胀、管腔扩开（图 5-1）。维持 3 ～ 5 分钟后球囊减压并撤出导管，开口呈开放状或全程撕开，同步造影证实。如扩张欠满意，可加行腔内切开。最后留置输尿管支架。

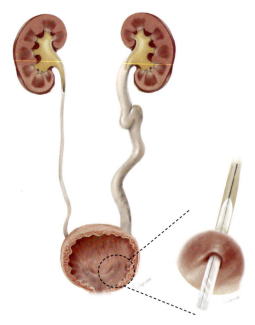

图 5-1　巨输尿管症及经尿道 UVJ 球囊扩张

3. 治疗效果

近来针对中度及以下肾积水的儿童病例，腔内技术有所应用，选择适当的病例疗效满意。然而，成人巨输尿管症一线治疗仍为开放或腹腔镜输尿管膀胱再植术（输尿管需剪裁），腔内治疗宜审慎选择。各种 UVJ 狭窄腔内处置后，应遵循输尿管狭窄随访原则，按照设计好的计划进行随访，兼顾症状学、形态学和功能学（见《输尿管镜篇》）；同时关注感染，必要时行排泄性尿道膀胱造影（VCUG）除外反流。

二、输尿管反流

输尿管反流（vesicoureteral reflux，VUR）是尿流从膀胱返回单侧或双侧输尿管甚至肾脏。常为先天性，婴幼儿发病，女孩居多，表现为急慢性尿路感染（urinary tract infections，UTIs），严重者伴发肾脏瘢痕形成、肾功能损害。

1. 分级及分类

VUR 程度分为五级，级别越高对肾脏影响越大（图 5-2）。Ⅰ级仅反流至输尿管；Ⅱ级反流至输尿管和肾盂（无扩张积水）；Ⅲ级反流至输尿管和肾盂（伴有轻度肾积水）；Ⅳ级导致中度肾积水；Ⅴ级重度肾积水及输尿管迂曲。VUR 分为原发性或继发性，前者为先天发育不良所致；后者因后尿道瓣膜或膀胱神经问题而双侧反流（继发性反流本节不予讨论），诊断 B 超与 VCUG 相结合。

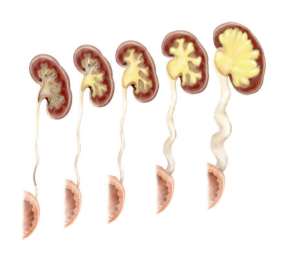

图 5-2　输尿管反流分级：Ⅰ～Ⅴ级

85

2. 治疗方式

原发性反流中,相当部分长大后可自愈,抗生素针对性控制感染治疗。对于合并反复性的 UTIs,可考虑外科手术治疗,输尿管开口抗反流重建(开放或腹腔镜)是小儿泌尿外科的常用术式,经尿道输尿管周围注射是一种替代治疗方式。

3. 腔内注射

Ⅱ ~ Ⅳ级反流且药物治疗失败,可考虑输尿管周围注射。经膀胱镜工作通道插入注射针头,注入膨胀剂,恢复抗反流的功能(图 5-3),可在门诊镇静下完成,无需住院,成功率 71.4% ~ 82.5%。

(1)STING 法(subureteral trans-urethral injection):注射部位为紧邻输尿管开口的膀胱黏膜下。

(2)改良 STING 法:注射到输尿管与逼尿肌间隙中,膨胀剂纵贯逼尿肌,与输尿管紧密贴合。

(3)HIT(即液性膨胀),注射位于远段输尿管黏膜下的六点位,超出壁内段。

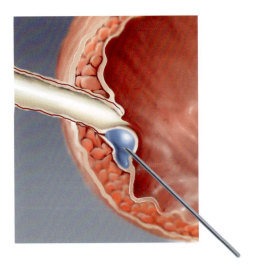

图 5-3 输尿管周围注射(STING)

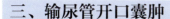

三、输尿管开口囊肿

输尿管开口囊肿是一种特殊的 UVJ 先天畸形，表现为输尿管末端膨大突入膀胱，女性占 80%～90%；可伴发梗阻、结石或感染，部分合并反流或肾功能受损，常并发重复尿路畸形（duplex）和异位输尿管开口，成人少见。末端囊肿多为薄膜样膨大，可随内部尿液充盈和排出而改变形态，少数囊肿为厚壁。

1. 临床表现

除了症状，影像学是确诊的重要手段，IVP、CT、MRI 的典型表现为输尿管末端造影剂囊状扩张，围绕半透细线，称为"眼镜蛇头"征，提示非复杂薄壁囊肿。囊肿位于膀胱内（正位）和后尿道内（异位）且伴有梗阻，适于经尿道治疗，目的为解除梗阻，同时避免反流，术前评价肾功能状况并控制感染。异位到前尿道或会阴部的不在此介绍。

2. 器械设备

膀胱镜、电切镜和（或）激光镜，针状（环状）电极或激光光纤。

3. 处置方法

经尿道内镜处理方式有囊肿打孔和囊肿切开术（图 5-4）。实施前，探查膀胱并观察囊性膨大。

（1）内镜打孔：适于薄壁囊肿，针状电极或钬激光在囊肿中下部戳开一个或多个孔洞，囊肿不再变大表示达到通畅引流。

（2）内镜切开：囊肿涨大时，在中部偏下全层切开，使之形成"微笑状"或 T 字形。薄壁囊肿如此即可，厚壁者可用电切环适当切除下半部。本方式可同时处理合并的结石。

4. 治疗效果

囊壁多较薄且血运少，输尿管内不需放置支架，术后 1～2 天拔除尿管，规律随访 1～2 年。无重复上尿路畸形者，内镜治愈率高（80%～90% vs

10%～40%）。成人术后反流发生率不高，切除时需保留囊肿上半部，膀胱充盈时受压内陷形成抗逆流活瓣。经尿道处置后，如反复感染或积水加重，应行VCUG 和输尿管膀胱再植术。

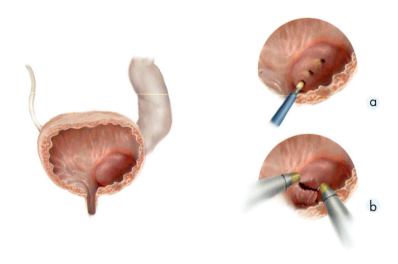

图 5-4　输尿管开口囊肿
a. 囊肿穿孔；b. 囊肿切开

注意：囊肿随膀胱内压力变化。内镜探查时，膀胱半充盈状态利于观察和操作。

四、输尿管末端离断

根治性切除（radical nephroureterectomy，RNU）为上尿路尿路上皮癌（upper urinary tract urothelial cancer，UTUC）的标准术式，包括患侧肾脏、输尿管全长和输尿管开口及周围部分膀胱黏膜（膀胱袖）。目前，肾脏切除及输尿管游离一般采取腹腔镜和（或）机器人辅助方式；如在不变动体位情况下切除远端输尿管及膀胱袖，可将肾脏与输尿管全长一并取出，减少切口和手术时间。经尿道由内向外、预先离断末端输尿管的方式即是基于此理念发展而来。

1. 器械设备

电切镜，针状（环形）电极或激光。

2. 操作方法

全身麻醉，截石位。探查后患侧输尿管插导管，以针状电极环形切开开口周围黏膜和肌层，逆行推挤游离至见到脂肪，即远端输尿管与膀胱离断。择机电凝闭塞输尿管开口，减少肿瘤种植机会，止血后置三腔 Foley 导尿管（图5-5）。

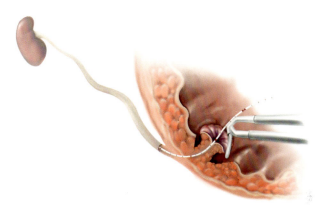

图 5-5　经尿道输尿管远端离断

注意：①因存在肿瘤学控制的争议（肿瘤脱落细胞种植可能），此方法不推荐输尿管中下段肿瘤的病例。

②有报告，管口周围切开后，以腹腔镜套扎器在膀胱内将远端输尿管套住并提拉，可使进一步的电切游离更加有效，同时降低肿瘤细胞种植的风险。

第二节 膀胱内非肿瘤性病变的经尿道外科技术

膀胱内非肿瘤性病变和膀胱本身的一些功能性问题，经尿道途径是一种直接的处理手段，如膀胱结石、异物、血块填塞、膀胱过度活动症等。

一、膀胱结石

膀胱结石男性发病率高，常继发于 BPH 导致的膀胱出口梗阻，女性膀胱结石多与感染相关，少数因神经源性膀胱或肾结石坠入并滞留。临床表现有尿路刺激、排尿中断、血尿、感染等。经尿道碎石取石创伤小、疗效可靠，基本替代开放取石。

1. 术前评估

B 超诊断膀胱结石最直接（图 5-6），但须肿瘤合并钙化相鉴别。CT 可了解结石大小、数量、对膀胱和上尿路影响等因素。操作前判断结石成因，如是否同时处理膀胱出口梗阻等。

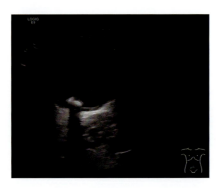

图 5-6 B 超：膀胱结石，后方伴声影

2. 器械设备

碎石方式有钳夹或内镜碎石，涉及大力碎石钳、膀胱镜、硬性经皮肾镜、腔内碎石设备（气压弹道、超声或钬激光）等。

3. 钳夹碎石术

大力碎石钳放入光学视管直视下碎石，头端分为浅口或突齿状。适用于结石量不大或小于 2cm 的单枚结石。

（1）浅口型碎石钳：膀胱镜探查确定结石大小和数目，保留镜鞘退镜。大力钳插入 30°光学试管，一同插入镜鞘后锁定。连续盥洗下反复捕捉、压碎结石，随后通过镜鞘冲出或吸出碎屑，也可用异物钳夹取出（图 5-7）。此器械每次碎石量有限，需多次碎石。

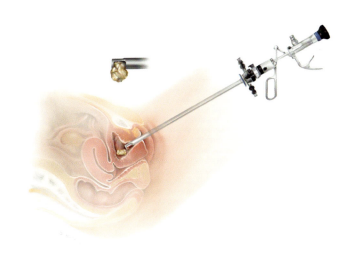

图 5-7　浅口型大力钳碎石

（2）突齿型碎石钳：以盲进法进入膀胱，插入 30°光学试管。随后翻转碎石钳使开口向下，观察、捕捉和碎石。与浅口型比较，此器械可碎更大的结石。

注意：结石密度大，沉于底部。碎石钳下压膀胱后壁更容易捕获结石。

（3）效果：女性尿道宽大，放置粗大器械相对容易；男性操作难度大、易出血。操作时避免夹伤膀胱壁，取石后需更换工具，应用有限。

4. 内镜碎石术

是膀胱结石的主要治疗方式,操作如下:全身麻醉或椎管内麻醉,截石位。标准经皮肾镜进入膀胱,确认后以气压弹道或激光击碎结石、清除碎屑(图 5-8)。除少数因结石过多或出血转为开放取石,内镜碎石取石效果可靠。

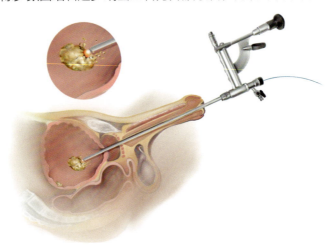

图 5-8 内镜碎石

二、女性膀胱出口梗阻

女性膀胱出口梗阻(bladder outlet obstruction,BOO)临床表现类似男性的 BPH,可源于手术后、感染或其他原因。经尿道膀胱颈电切术(transurethral resection of bladder neck,TURBN)公认首选,创伤小,效果可靠。因女性尿道无明显的解剖标志,具体切开部位和深度尚不统一。

1. 术前评估

详细了解排尿困难病史和手术史,适当查体,尿常规及培养检查、尿路超声及残余尿检查、尿流率或尿流动力学检查,必要时行膀胱尿道镜检查。

2. 手术操作

常规电切镜,针状或环形电极。全身麻醉或椎管内麻醉,截石位,观察尿道和膀胱后，切开或切除膀胱颈 5 ～ 7 点位之间的组织，使其与三角区平齐；切开膀胱颈 12 点位组织，与膀胱前壁平齐（图 5-9）。切除范围不宜超过膀胱出口远侧 2cm 或尿道长度的 1/3，避免损伤外括约肌。切除组织送检，止血后留置尿管。

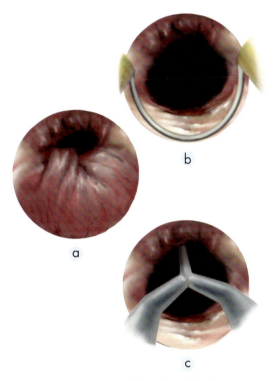

图 5-9　经尿道膀胱颈电切术
a. 膀胱颈挛缩；b.5 ～ 7 点削平；c.12 点切开

3. 术后处理

3 ～ 4 天拔管，随访排尿改善情况。

三、膀胱异物

膀胱异物少见但并不罕见，男女均可见。文献报告的有电线、铁丝、玻璃体温计、笔芯、发夹、别针、子弹、缝线、纱布残片、宫内避孕器、水蛭，甚至小鱼等。来源分为自行放置、意外、医源性或迁移等。

1. 临床表现及评估

膀胱异物常引发下腹痛、血尿、尿路刺激和感染，仔细询问病史、手术史、外伤史等对诊断意义重大。自行放置者多羞于就诊而推迟治疗，就医时多合并血尿、尿路感染、异物成石或尿潴留等表现。盆腔或妇科手术、贯通伤、枪伤等严重外伤等提示异物来源。尿液分析结合 B 超或 X 线检查可提供评估，膀胱镜检查作为最终诊断的手段。

2. 异物取出

根据异物的来源和特点，手术以最小创伤为原则，经尿道首选。全身麻醉或脊柱麻醉、截石位，因异物种类、大小、性质而异，如镜下异物钳夹取或套取（图 5-10）；遇异物成石，需结合腔内碎石；对节育器移位、缝线或纱布残片，可采取电切或激光切割后取出。腔内方式困难或涉及其他脏器，要考虑开放手术。

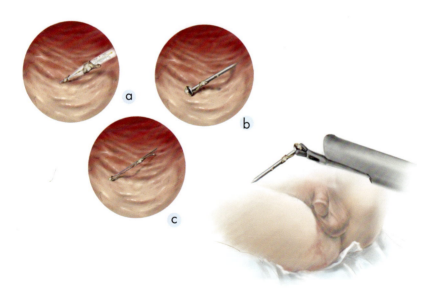

图 5-10 异物及取出
a. 温度计；b. 钉子；c. 发卡

3. 术后处理

根据异物性质和取出方式，合理安排术后复查和随访。对自行放置异物的患者，建议积极心理干预。

四、膀胱血块填塞

膀胱内大量血块聚集造成填塞，是泌尿外科急症之一。可来源于膀胱本身出血或继发于上尿路出血，如膀胱肿瘤、出血性膀胱炎、前列腺和膀胱手术、肾脏外伤或经皮肾镜术后出血等。首选三腔 Foley 尿管建立膀胱冲洗，间断抽排血块。出血量大或治疗延迟者，需紧急清除血块。

1. 临床表现及评估

填塞患者同时具有尿潴留和出血表现，憋胀烦躁，排尿极度困难，下腹触及涨大膀胱，血尿或充溢性尿失禁，部分病例合并循环不稳定，病史和合并症有助于判断出血原因。化验需包括血常规、生化、凝血功能等；超声诊断率95% 以上；可评估血块量、膀胱内团块大小，是否有血流（多普勒），是否合并膀胱结石，以及抽吸后膀胱内残存血块量等。CT 也可应用。

2. 血块清除

若单纯导尿管膀胱冲洗效果不佳、影像学证实血块填塞，应积极清除血块，可能在麻醉下进行。

（1）管路抽吸：放置大口径管路，如胸腔引流管，使用注射器或外接负压吸引器抽吸，间断注水辅助。

（2）器械辅助：经尿道金属拔血器快速撤出内芯造成负压，高效"拔"出血块（图 5-11）。膀胱镜的外鞘和闭孔器，也可达到类似效应。镜鞘连接 Ellic 冲洗器抽吸，还可直接观察血块清除情况。前列腺剜除术的组织粉碎器也有报告。

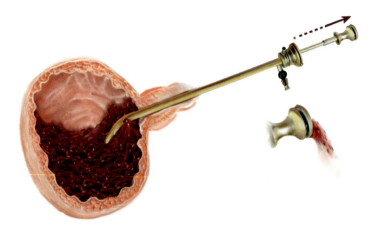

图 5-11　拔血器清除血块

3. 药物溶解

药物溶解适用于无活动性出血且无尿潴留患者。链激酶 10 万 IU 溶于 100ml 生理盐水经尿管注入膀胱，保留 1 小时后再行冲洗；5 ～ 6 小时内重复，达到血块溶解。经尿道还可灌注膀胱黏膜止血药物，包括硫酸铝铵、福尔马林、卡前列素氨丁三醇、硝酸银等。

4. 后处理

清除血块同时需尽力判明出血原因。血块清除后，放置三腔尿管持续冲洗，避免再次填塞。如仍存在活动性出血，应经尿道或开放积极止血。

注意：机械清除血块过程中，膀胱破裂的案例时有发生，尤其是膀胱术后者。

五、膀胱壁注射

膀胱壁注射是针对膀胱功能性障碍的治疗方式，包括口服药物治疗不佳的严重成人性膀胱过度活动症、急迫性尿失禁、膀胱壁炎性病变和神经源性膀胱过度活动。注射药物主要为肉毒杆菌毒素 A，注射部位为黏膜下或逼尿肌，使肌肉松弛、改善症状。

1. 评估与准备

肉毒杆菌毒素 A 注射治疗前需排除药物过敏、神经肌肉病（肌萎缩侧索硬化或重症肌无力）、呼吸及吞咽障碍、活动性尿路感染、哺乳或孕妇等。还应排除有尿潴留病史或残余尿 >200ml 的病例。

2. 器械和药品

硬性或软性膀胱镜，以及穿刺针。为适配内镜，穿刺针有软、硬性两种，硬性穿刺针长 35 ～ 45cm，针尖和针体分别为 22 ～ 23G 和 3 ～ 5Fr；可弯穿刺针长 70 ～ 105cm，针尖和针体分别为 22 ～ 23G 和 4.8 ～ 6Fr。部分穿刺针的针尖长度在 0 ～ 5mm 之间可调。注射的肉毒杆菌毒素 A100 ～ 200U/ 支，2 ～ 8℃保存。

3. 操作步骤

硬镜操作为例。局部麻醉和（或）加镇静，截石位。膀胱镜置入，探查后插入穿刺针，直视下刺入膀胱壁（深约 2mm）后退药。以约 1cm 的间隔平均注射各壁，避开三角区。每次约需穿刺 30 针（图 5-12）。

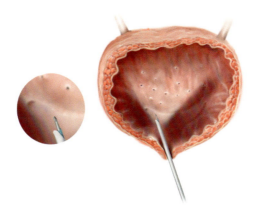

图 5-12　肉毒杆菌毒素 A 膀胱壁注射

注意：使用软镜时避免损伤工作通道。每次推注量以黏膜略隆起即可，不要形成水疱。

4. 注射后处置及效果

治疗对象绝大多数为女性，注射后观察 30 ～ 60 分钟，待自行排尿后可离开。多发性硬化或脊柱损伤等引发的神经源性膀胱过度活动（NDO），注射量大于严重成人性膀胱过度活动症（OAB）。多数患者无不适或仅有轻微刺激，口服抗生素 3 天。排尿困难甚至尿潴留约 6%，行导尿或自家间断导尿。平均 2 周起效，12 周效果最好，但效果并非永久性，随时间推移逐渐减弱（OAB 平均有效时间 6 个月，NDO 约 10 个月），需重复注射。

六、扩张与灌注

特殊的膀胱壁炎性病变此处指非感染性，以间质性膀胱炎或膀胱痛性综合征为代表，治疗有水扩张、膀胱灌注或膀胱壁注射等。

本病女性多见，表现为盆腔疼痛、尿频尿急、血尿等，同时除外其他病因，多需膀胱镜检查确立诊断。Hunner 溃疡是镜下特征性表现，呈境界清晰的黏膜充血区，中心瘢痕周围血管放射性分布，附着纤维素或凝结块，为中央脆性炎症病变。不过，Huner 溃疡仅见于 10% 的病例，镜下更多见的是点片状膀胱壁的出血。为清晰表述，将镜下表现分为 0 ～ 4 级：0 级 – 正常；Ⅰ 级 – 至少两个象限有出血点；Ⅱ 级 – 大块黏膜下出血；Ⅲ 级 – 弥漫性全面黏膜下出血；Ⅳ 级 – 黏膜破坏，伴或不伴出血（象限：前、后、左、右和顶部，共五个）。

1. 水扩张

水扩张（hydrodilation，HD）在麻醉下实施，膀胱注水使之过度充盈，可明确诊断和缓解临床症状（图 5–13）。

（1）操作：椎管内麻醉或全身麻醉，截石位。灌注液置于耻骨联合上方 80cm，通过硬性或软性膀胱镜以滴注方式单向膀胱内注水，直至滴注自行停止。维持膀胱最大容量（MBC）3 分钟后排空并计量。注水和排空过程中镜检观察膀胱壁的特征性表现，随后再二次灌注，但不一定要求达到 MBC。

（2）效果：HD 并发症少，偶有膀胱破裂或尿潴留报告。单一治疗的症状改善差异大（54% ～ 90%），有效时间很少超过 6 ～ 9 个月，仅为三线治疗推

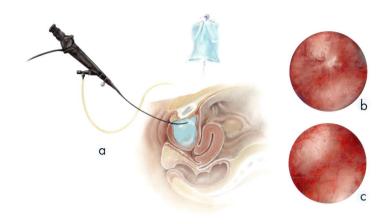

图 5-13　水扩张

a. 注水扩张；b.Hunner 溃疡；c. 黏膜出血

荐。如发现 Hunner 溃疡，可采取电切或电灼，除改善症状，也降低了膀胱挛缩的风险。

2. 经尿道药物应用

经尿道灌注药物可与 HD 配合或单独应用，药物种类包括二甲基亚砜（DMSO）和透明质酸等。近来，Botox 及其衍生物的膀胱壁注射也逐渐有临床应用，注射方式与前述方法相同。临床效果：重症患者效果可，但需重复维持治疗。

第三节　尿道及男性远端生殖道的经尿道手术

男性尿道长、曲折，周围结构比女性尿道复杂，外伤、感染等发生梗阻、狭窄或其他损伤的可能性或发病率更高，因此男性居多。女性的一些特定尿道或盆底问题也采用经尿道方式。

一、尿道狭窄

尿道狭窄一般是指男性前尿道狭窄，见于前尿道的任何部位，可源于感染、损伤（医源性或外伤性）等，瘢痕使管腔变窄。虽然尿道成型术效果好，但因技术条件限制，简单和微创的腔内治疗更加普遍，适用于短段狭窄。

1. 临床表现及评估

排尿困难、反复感染，可合并尿潴留甚至上尿路积水。评估包括病史、查体、尿常规及培养、尿流率、残余尿、尿道造影和（或）尿道镜检查。经尿道方式有单纯扩张和（或）内切开术，术前充分抗感染。

2. 尿道扩张或内切开

从腔内彻底撑裂或切断环形瘢痕，使管腔扩大恢复尿道通畅。

（1）器械设备：硬性膀胱镜或半硬性输尿管镜、尿道内切开器械或激光器、导丝、输尿管导管、筋膜扩张器、球囊导管、C 形臂（选配）等。

（2）操作方法：全身麻醉或椎管内麻醉，截石位。0°或 12°膀胱尿道镜直视下进入前尿道观察狭窄，试插导丝及输尿管导管。X 线透视或导管尾端流出尿液可证实成功通过。保留导丝或导管重新进镜，以冷刀（内切开工作把手）或激光于狭窄 12 点方向切开全层，内镜通过。操作也可使用半硬性输尿管镜，或先以球囊导管扩开后视情况是否追加内切开（图 5-14）。操作结束后，放置 20 ～ 22Fr 的 Foley 尿管。

注意：建议采取直视进镜，避免形成假道。

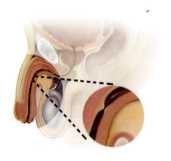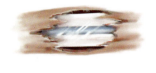

图 5-14　尿道狭窄球囊扩张

3. 术后处置

留置尿管支撑 72 小时～ 2 周，术后可能出现出血、疼痛、感染、勃起影响。狭窄复发不少见，因此，拔管后需接受一定时间的尿道扩张，目的是松解瘢痕，维持已扩张的管腔不回缩（图 5-15）。实施尿道扩张的医生应熟悉该病例，有助于降低二次损伤的可能。

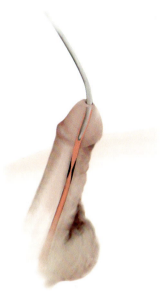

图 5-15　尿道扩张

二、尿道外伤

尿道外伤是泌尿外科急症，主要见于男性。骨盆骨折在膜部产生剪切力导致断裂；骑跨伤易损伤球部尿道，会阴与耻骨联合挤压揉搓导致部分破裂或完全断裂（图 5-16）。

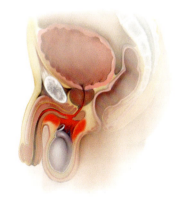

图 5-16　球部尿道损伤

1. 临床表现

全身或局部外伤，尿道出血、会阴血肿、排尿困难或无法排尿、导尿失败等，受伤机制可基本判明尿道断裂部位和类型。如全身情况差，可暂行膀胱造瘘，待好转后修复尿道，条件允许下尽量急诊恢复连续性。传统上以开放尿道会师或球部尿道修补或吻合为手段。内镜技术发挥更多作用。

2. 逆行方式

适用于球部尿道部分断裂、局部组织活力影响不重的病例。

（1）器械设备：硬性和软性膀胱镜、半硬性输尿管镜、导丝、输尿管导管等。

（2）操作方法：全身麻醉，截石位，硬性膀胱镜直视下进入前尿道至破裂处，仔细沿黏膜连续处行进，通过破裂后可见完整的管腔。如果出血或管腔难于辨认，可采取试插导丝和导管，X 线透视或导管尾端流尿确认是否进入膀胱，内镜跟随通过破裂处。镜下证实后，在 Foley 尿管头端剪一小洞，套在导丝或导管上推入膀胱。如导丝未通过，耻骨上穿刺或造瘘，向膀胱内注射美兰液体，观察尿道内蓝色液体溢出处，试插导丝或内镜。

注意：如球部尿道创口大、活力欠佳或完全断裂，需改为经会阴开放端端吻合。

3. 顺行和逆行联合会师

适用于膜部或球部尿道完全断裂、逆行无法对位者。与开放会师相同，腔内会师术的实施要结合全身情况，选择合适的时机。

（1）器械设备：硬性和软性膀胱镜、半硬性输尿管镜、导丝、输尿管导管、耻骨上穿刺器械套装（穿刺器、鞘管和耻骨上引流管）、B 超、C 形臂（选配）。

（2）操作方法：全身麻醉，截石位，耻骨上膀胱穿刺造瘘，保留鞘管。硬性膀胱镜直视下至膜部断裂处，同时以软性膀胱镜经过鞘管顺行进入尿道内口，向远端插导丝，硬镜在断裂处寻见导丝，以异物钳或镜鞘引导将导丝拉出体外。随后沿导丝放置 Foley 尿管重建连续性（图 5-17）。如不成功，转开放会师手术。

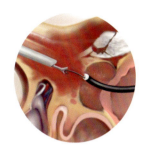
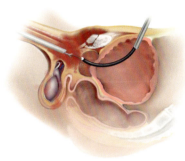

图 5-17　膜部尿道断裂内镜会师

4. 术后处理

尿管成功放置后可适度牵引并保留 2 ～ 4 周。拔管时行尿道造影和膀胱尿道镜检查，术后 1 个月、3 个月复查。术后狭窄的发生率不低，一般需要行定期的尿道扩张；如扩张效果不佳或不耐受，需考虑尿道成型手术。

三、男科相关问题

由于男性生殖道与尿道有着共同通道，因此经尿道途径可对一些男科相关的问题进行诊断或干预，尤其是靠近尿道的远端男性生殖道病变。目前内镜下处理的男科诊疗问题有射精管梗阻或顽固性血精等。

射精管梗阻分为先天性（缺失、狭窄或前列腺小囊囊肿压迫）和获得性（炎症或外伤）；顽固性血精原因尚不清楚，推测为精液通道狭窄、炎症和结石等叠加所致。可伴不育、射精量减少、射精痛、会阴及阴囊疼痛、反复血精等，生理和心理影响严重。在考虑侵入性操作时，须注意男性生殖道液体黏滞度高，无类似尿路的自净能力，指征需严格。

1. 经尿道电切

针对射精管开口狭窄或前列腺小囊囊肿压迫所致的射精管梗阻。诊断依据为不育或性交痛、精液分析、经直肠超声、MRI 等。

（1）器械设备：电切镜，环状或针状电极。

（2）操作方法：全身麻醉或脊柱麻醉，截石位，直视探查膀胱和尿道。电切镜退至精阜远端，寻见涨大的精阜隆起（前列腺小囊囊肿）。如开口难于发现，术者可手示指经肛门充分按摩前列腺和精囊区域，同时观察排液位置。以电切环或针状电极行小囊切开或囊肿去顶（图 5-18）。

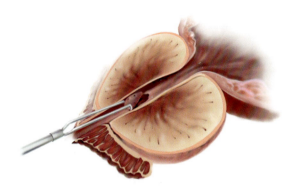

图 5-18　射精管梗阻电切术

2. 精囊镜

适用于射精管或精囊的梗阻和顽固性血精。以细小输尿管镜和激光经尿道操作，有可能进入前列腺小囊、射精管、精囊，甚至到达输精管壶腹。

（1）器械：4.5 ～ 6.5Fr 或 6.0 ～ 7.5Fr 半硬性输尿管镜（短镜），钬激光器及 200μm 光纤、导丝、取石网篮、C 形臂（选配）等。

（2）操作：全身麻醉，截石位，直视探查尿道，后退至精阜水平，于精阜两侧、前列腺小囊寻找射精管开口，有直视即见、灌注冲开、前列腺按摩、导丝试插等（图 5-19）。以镜体沿导丝进入射精管探查精囊，抗生素盐水冲洗，清除血块或结石，必要时以钬激光碎石或切开射精管梗阻，还可行精囊和输精管造影。

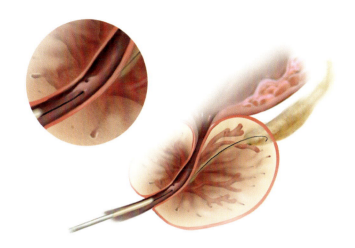

图 5-19　精囊镜

3. 术后处置

除麻醉因素，术后不一定常规带尿管。应用预防性抗生素或治疗性抗生素
3 ~ 5 天。尽管电切简单快速，考虑患者多为年轻男性、前列腺体积小，仍存
在直肠、外括约肌、膀胱颈损伤和射精管尿液反流等并发症风险；逆行射精在
精囊镜术后有报告。复查中，除须了解症状缓解情况，还要检查精液及尿液。

四、尿道周围注射

尿道周围注射也称尿道膨胀术，主要针对女性固有括约肌缺失所致压力性
尿失禁，在膀胱颈部和近段尿道的黏膜下注射合成或自体材料，使黏膜膨胀闭
合、恢复控尿。

1. 适用范围

主要针对无法或不愿接受吊带手术或前次手术失败的女性尿失禁患者；部
分前列腺癌根治术后尿失禁的男性患者，注射可采取逆行或顺行方式。

2. 器械材料

硬性膀胱镜或特制女性经尿道注射套件（可单人操作，包括一次性管鞘，连接管路和预装药物的注射器）。膨大材料有牛胶原、羟基磷灰石、碳珠颗粒、聚二甲基硅氧烷、自体脂肪等。

3. 操作方法

（1）逆行注射：女性病例，截石位，局部麻醉。注射装置置于尿道中段，穿刺针刺入近尿道内口旁黏膜下的 2 点、6 点和 10 点，针的斜面朝向管腔，缓慢注射膨大材料至尿道管腔闭合状（图 5-20）。

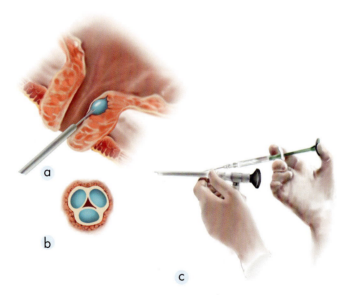

图 5-20　尿道旁注射
a. 黏膜下注射；b. 注射后的管腔尿道；c. 注射装置

（2）顺行方式：某些病例也可以采取顺行方式注射，如男性前列腺癌术后尿失禁。全身麻醉或椎管内麻醉，耻骨上穿刺造瘘。软性膀胱镜通过鞘管，直视下以可弯穿刺针刺入膀胱颈、尿道内口黏膜下，注入膨大材料直至膀胱颈呈闭合状。

4. 术后处置

局部麻醉注射后咳嗽检测，如仍漏尿，可额外注射；鼓励离开前排尿，评估是否排尿困难。口服抗生素 3 天和少许止痛药。少数病例一过性尿潴留（尿道水肿、括约肌痉挛或过度注射）。术后 1 年成功率 67% ～ 96%，2 年 67% ～ 83% 仍成功或改善。

注意：注射后不宜留置尿管，尿管产生塑形导致失败。如果确有排尿困难，建议用膀胱造瘘或细尿管（12Fr）导尿后即拔除。

第六章
加速康复外科在经尿道手术中的应用

加速康复外科（enhanced recovery after surgery，ERAS）也称术后快速康复，旨在通过术前、术中和术后的优化管理，加快手术患者的康复进程，是一种多学科协作系统，在泌尿外科中日益得到重视。ERAS 以循证医学证据为基础，结合外科、麻醉、营养、护理等，优化围手术期处理流程，减少患者生理及心理的创伤应激，从而缩短住院时间，促进术后康复。在微创外科中，ERAS 应用更多，包括经尿道外科技术。

一、介绍

1997 年，丹麦学者 Kehlet 等首次提出 ERAS 理念并用于临床，2006 年黎介寿等率先将其引进我国。随后，ERAS 在多个学科快速发展，已成功在胃肠外科、泌尿外科、骨科和妇科等得到推广。目前已发布《促进术后康复的麻醉管理专家共识》《中国加速康复外科围手术期管理专家共识（2016）》《结直肠手术应用加速康复外科中国专家共识》等，用以指导 ERAS 在各领域的实施和开展。

二、应用

泌尿外科在微创外科中具有引领地位，也是 ERAS 最早实践的专业之一，其在泌尿外科疾病治疗过程中的重要性及优势得到证实。经尿道手术作为泌尿外科的常见手术之一，ERAS 的应用具体有以下几方面。

1. 术前患者教育及干预

除一般情况及手术适应证等筛查，对病情、营养状态和心理等评估，有的放矢地进行心理干预。详细介绍疾病知识、手术方式、康复建议和注意事项，指导术后早期进食、早期下床活动。以肠道准备为例，传统术前灌肠不但痛苦，还可能导致菌群失调、酸碱平衡失常、电解质失衡等，甚至增加肠麻痹风险。多项研究显示术前不行机械性灌肠，围手术期仍很满意，因此 ERAS 不推荐术前常规机械性灌肠。另外，既往常规禁食 12 小时，禁饮 6 小时，易引发饥饿、烦躁、脱水、血容量减少和低血糖等问题。经尿道手术 ERAS 提倡术前禁食 6 小时、禁饮 2 小时，机体可保持相对稳定状态，减少胰岛素抵抗及蛋白质代谢等，避免酸中毒，减轻术后消化道水肿和应激反应。

2. 术中保温和液体管控

除手术操作外，手术团队关注体温和输液量有重要意义。术中，患者处于暴露状态、麻醉、输液、手术延长等条件下，可发生体温下降甚至低体温，引发凝血功能异常，增加感染机会。经尿道手术 ERAS 建议，手术室应保持温度 21℃～25℃，湿度 40%～60%；尽可能减少非手术部位暴露，应用保温毯或暖风机加温，冲洗液加热至 37℃左右等（图 6-1）。同时，减短术前禁食、水时间，保持充足液体和能量摄入可保证围手术期组织有效灌注，利于术中输液量控制，减少液体超负荷；静脉输液预热也可预防体温过低，降低并发症风险。

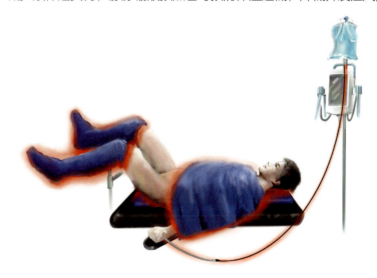

图 6-1　术中保温

3. 术后早期进食及活动

择期术后尽早恢复经口进食、饮水，促进肠道功能恢复，防止菌群失调和异位，降低术后感染发生率及缩短住院时间。与传统要求的排气后再进食不同，ERAS 建议经尿道手术后麻醉复苏即可开始少量饮水，术后 2 小时逐渐加量、4 小时鼓励经口进食。如可接受流食，就转为半流食，再过渡到普食。术后卧床致下肢静脉血栓形成和坠积性肺炎的风险增加，增加胰岛素抵抗，呼吸功能和肠道功能恢复延迟或损害，因此，如没有持续冲洗，经尿道手术患者术后即可开始床上活动，鼓励术后 6 小时下床活动。

4. 院外的随访

出院后的随访不可或缺，如泌尿系感染、各种支架和导管引起的不适、排尿恢复状况、社会生活的重构等都是重要内容。加强随访监测，能及时发现可能的并发症，使患者得到及时的诊治；同时，提供随访支持，不仅促进生理功能恢复，还能协助社会生活和职能早日完善。

三、小结

经尿道手术患者可在术前、术中、术后和随访各个环节实施 ERAS 管理和干预，除了外科手术的要求，还应包括营养、心理的评估。在禁食、水和肠道准备、术中体温和液体管理、术后饮食和尽早活动，以及院外随访等方面不断优化改善，降低并发症，提高手术疗效，加速术后康复，改善生活质量，提高患者满意度。

经尿道外科技术总结

经尿道外科技术的建立和成熟促使泌尿外科整体进入了微创技术的新纪元，在 TURP 治疗 BPH 取得成功后，经尿道外科技术逐步推进并扩展到膀胱肿瘤、尿道狭窄、膀胱结石和输尿管末端等诸多病变。近年来科技的迅猛进步又催生出更多的微创方式，对传统的"金标准"构成挑战。

在不断演化、推陈出新的背景下，编者团队积极总结、博采众长，以医学绘画为表达主线，向读者呈现经尿道外科技术所需的器械设备、专业器材、适用条件、操作要点，着重展示经典的和具有代表性手术的关键步骤和程序化流程，如 TURP、TUEP 和 TURBT 等；同时兼顾其他各种流派和技巧，不仅涵盖临床业已公认、成熟的方法，也包括一批融创组合的新兴技术，促使读者感知积累与探索的交织，领略驱动创新的动力。本书的编撰离不开活跃于临床一线专业人士的无私分享，也获益于泌尿前辈的鼎力加持，汇聚真知，尽力打磨，使囿于"深闺"的专业精华交汇于新锐画家的精彩笔触。

面对持续变化的诊疗格局，经尿道外科技术仍在不断创新和交叉融合，在带来欢愉观赏体验的同时，还需得到各方的补充和完善。欢迎广大读者讨论分享、及时提点和中肯指正，与编者一起交流互动、与时俱进、共同提高。